W0200953

Boostez votre énergie sans caféine

ISBN : 978-2-7339-1390-1

Directeur de collection : Michel Grancher

Crédits photographiques : DR sauf pages 188 à 190 (Istock)

© Éditions Grancher, janvier 2017
ZI de Bogues, 31750 Escalquens
Tél. : 05 61 00 09 86
www.grancher.com
contact@grancher.com

CHARLOTTE RAUT

Boostez votre énergie sans caféine au naturel

GRANCHER

Avertissement :

Les conseils en hygiène et qualité de vie ainsi que les compléments alimentaires présentés dans cet ouvrage ne prétendent à aucun traitement de maladie et ne remplacent pas un avis médical.

Une fatigue persistante peut être le signe annonciateur d'une maladie sérieuse. Aussi, il est important de consulter votre médecin dans le cas d'une fatigue sans cause apparente afin qu'il établisse un diagnostic.

Préface

Il m'est souvent proposé de préfacer un nouvel ouvrage mais, en conscience, je ne me prête au jeu que si un vrai coup de cœur me laisse pressentir la qualité du travail posé sur le papier. En l'occurrence, Charlotte Raut s'est donné ici les moyens d'une telle réussite et je me réjouis à l'avance de la pertinence du message véhiculé par ces pages au profit du plus grand nombre.

Mais quoi de plus provocateur que de prendre comme cibles le café et les excitants en notre société qui exige toujours plus de performances au quotidien, de challenges dans l'entreprise, de compétition humaine ou sportive ?

Quelle belle audace aussi que de remettre en cause non seulement les effets délétères de la caféine et de ses molécules homologues, mais de poser les bonnes questions, celles qui interrogent plus sur le pourquoi que sur le comment de telle ou telle consommation ?

On sait que d'année en année, de très nombreuses publications scientifiques tendent à valider les effets bénéfiques du café : les Américains, les Canadiens, les Britanniques et les Allemands notamment sont fiers de démontrer combien cette boisson peut participer à la lutte contre telle oxydation, telle maladie neuro-dégénérative, telle forme de diabète, telle dépression ou même tel processus de cancérisation... Hélas, on sait combien les études manquent souvent et cruellement de vision globale et intégrative : un bienfait isolé du café sur telle culture de cellules (donc *in vitro*), sur telle fonction biologique, tel organe ou même telle population ne peut et ne pourra jamais se généraliser en termes de conseils de santé publique. Parfois même, lesdites études ne sont-elles pas sponsorisées par des producteurs (de café) ou conduites dans le milieu universitaire par des chercheurs pas totalement indépendants ?

Avec méthode et rigueur, cet ouvrage se donne le temps d'étudier et de comparer la consommation d'autres boissons toniques, stimulantes ou excitantes dans le monde. Ainsi, l'usage traditionnel du Warana (ou Guarana) ou du Maté en Amérique du Sud ou plus simplement du thé en Asie par exemple, consolide l'idée que non seulement ces breuvages ne sont pas toxiques ni mortels, mais qu'ils s'associent tous à des rites sociaux séculaires bien objectivés : la priorité est alors donnée au partage, à la convivialité, à la chaleur humaine d'une communauté se retrouvant autour d'une boisson chaude.

Il convient aussi de se poser d'autres bonnes questions avant de conclure ou de généraliser trop hâtivement : les plantes utilisées dans ces boissons sont-elles alors simplement locales, du cru, donc de toute évidence « bios », ou non ? Sont-elles consommées avec modération (sur un mode quasi rituel et occasionnel) ou bien massivement, sans discernement, abondamment sucrées et pour répondre à un stress toujours plus menaçant ? Les consommateurs sont-ils considérés comme libres de leurs choix, en santé (devenus en quelque sorte des consommacteurs), ou bien entraînés dans une spirale de faux besoins, de mirages sensoriels et donc devenus dépendants de leur drogue plus ou moins douce ?

Certes, on pourra citer une fois de plus le bon sens du maître de l'Alchimie, le bon médecin suisse Paracelse qui aimait à répéter que « tout est poison, rien n'est poison : seule la dose compte ». Nous-mêmes, enseignant et pratiquant la naturopathie depuis plus de 40 ans, apprécions quelques bons thés, cafés ou cacaos à l'occasion. Mieux encore, nous savons tous que si nous devons impérativement prendre la route pour de longues heures, un peu de café pourra devenir un vrai bon compagnon pour maintenir notre vigilance au volant, voire pour éviter un accident…

En revanche, concernant les sodas caféinés, non, point de concession ; pas plus que pour les mauvais chocolats ou les boosters énergétiques en vente libre dans les pharmacies.

Bien documenté, ce petit livre offre enfin un grand nombre de conseils pour faire le point sur sa sensibilité personnelle à la caféine, sur sa propre consommation, voire sur sa dépendance : il ose tendre un miroir au lecteur et invite à négocier ensuite un éventuel sevrage progressif, tout en découvrant d'autres boissons, également agréables mais exemptes de toute toxicité. Mieux, c'est toute l'hygiène de vie qui est impliquée et l'auteure est en ces pages bien généreuse en conseils. En bonne éducatrice de santé – fonction qui demeure la vocation première du naturopathe –, elle intègre quelques solides clés pour harmoniser son tonus, son énergie vitale, telles que l'hydrologie, les plantes adaptogènes ou encore les huiles essentielles…

Des millions de tasses de thé ou de café sont bues chaque jour de par le monde : est-il pour autant raisonnable et sain de venir gonfler les statistiques ? Gageons qu'un zeste de zénitude, un soupçon de bienveillance pour soi et les autres, et un éclair de discernement responsable pourraient remplacer bien des boissons caféinées. Un pari audacieux pour les générations futures ?

Je souhaite simplement enfin que ce livre soit lu et surtout partagé en famille, au bureau, à l'université... avec plus d'enthousiasme et de joie au cœur que ne pourra jamais apporter le meilleur des cafés !

DANIEL KIEFFER

Directeur du Collège Européen de Naturopathie Traditionnelle Holistique CENATHO (http://cenatho.fr)

Vice-président de la FENAHMAN (http://www.fenahman.eu/)

Président de l'Union Européenne de Naturopathie U.E.N. (http://naturopathy-union.eu/)

Président et conférencier de l'association Objectif : Notre Santé (http://ons-asso.org)

Membre professionnel de l'OMNES (www.naturopathe.net)

Membre du comité de pilotage de l'Alliance Pour la Santé (http://alliance-pour-la-sante.com/)

Auteur de plusieurs ouvrages :

bibliographie sur http://cenatho.fr

Introduction

La fatigue est l'un des grands maux de notre société. Qui n'a jamais dit : « je suis fatigué », « j'ai l'impression de me traîner », « je manque d'énergie » ? Si la fatigue peut avoir des causes évidentes (c'est le cas de la convalescence, de la maladie ou du surmenage par exemple), on peine parfois à en trouver l'origine. Dans ce cas, on se sent désarmé par une fatigue et un manque d'énergie qui s'inscrivent dans la chronicité.

J'ai moi-même connu des périodes de grande fatigue. Pendant longtemps, j'ai subi le manque d'énergie comme une fatalité. Le rythme de vie soutenu que je m'imposais m'épuisait, me vidait. Deux évènements ont changé ma façon de voir les choses. En 2006, on m'a diagnostiqué un cancer du rein qui a nécessité l'ablation de mon rein gauche. À cette occasion, une communication interauriculaire nécessitant d'être opérée a été décelée. Ainsi, un an après la néphrectomie, j'ai subi une opération à cœur ouvert pour réparer cette malformation cardiaque congénitale. Ces deux opérations chirurgicales ont nécessité chacune une période de convalescence importante. Il m'a fallu plusieurs semaines à chaque fois pour me remettre « sur pieds » et retrouver un niveau d'énergie acceptable.

Ces deux évènements ont changé ma manière d'appréhender la fatigue. J'ai décidé que ma vitalité était l'un des biens les plus précieux dont je disposais et que je devais l'entretenir et la préserver à tout prix. Aujourd'hui, grâce à une bonne hygiène de vie tant sur le plan alimentaire que physique et psychologique, j'ai retrouvé un niveau d'énergie supérieur à celui que je connaissais avant.

Même si cela évolue, notre société continue à valoriser la performance et à exiger que nous soyons toujours « au top ». Beaucoup de gens ignorent – consciemment ou inconsciemment – leur fatigue afin de faire face à cette pression. Ils considèrent que leur manque chronique d'énergie est un état normal ou une fatalité. Pour faire face, des milliers de Français ont recours quotidiennement à la caféine pour retrouver de l'énergie et masquer leur fatigue. Très rapidement, ils ne peuvent plus se passer de leur dose quotidienne de café (ou de soda à base de cola, boisson énergisante ou thé, qui contiennent tous de la caféine) sous peine de voir apparaître de nombreux troubles plus ou moins désagréables (maux de tête, fatigue, irritabilité, etc.) qui témoignent de leur dépendance à cet excitant. Par ailleurs, la consommation de caféine n'est pas sans risque sur la santé. De nombreuses études ont mis en évidence les risques d'une consommation excessive, en particulier sur le système cardio-vasculaire, le système digestif et le sommeil.

Cela veut-il dire qu'il faille absolument bannir toutes les sources de caféine ? Pas nécessairement. Car si certaines personnes doivent en effet exclure la caféine de leur alimentation ou limiter fortement sa consommation, pour d'autres il s'agit uniquement de savoir quelles sont les doses à ne pas dépasser.

Dans cet ouvrage, j'ai souhaité faire le point sur la caféine et ses effets ainsi que définir le cadre de ce que pourrait être une consommation acceptable. J'ai également cherché à proposer une alternative à la consommation d'excitants comme la caféine qui passe par la mise en place d'une hygiène de vie soutenant la vitalité et qui repose sur 4 grands piliers : alimentation, exercice physique, repos et connexion aux énergies de la nature (se mettre au vert régulièrement et profiter de la lumière naturelle). Sans ces 4 piliers, il est impossible de maintenir dans la durée une énergie de qualité.

Notre rythme de vie exige souvent d'associer à une bonne hygiène de vie des super aliments ou des compléments nutritionnels qui, par leur apport nutritionnel et énergétique, permettent de prévenir ou combler les carences et booster notre capital d'énergie. La nature regorge de ces trésors (algues, pollen, germes de blé, herbe de blé, plantes adaptogènes, etc.). Il suffit de savoir comment en profiter !

Enfin, vous trouverez dans cet ouvrage certaines techniques (respiration, olfactothérapie, yoga, réveil énergétique) qui font également des merveilles pour chasser la fatigue et maintenir un bon niveau d'énergie.

CHAPITRE I

La caféine : une drogue comme une autre ?

Le café est la deuxième boisson la plus consommée dans le monde et en France, après l'eau. Ce succès ne s'explique pas seulement par ses vertus gustatives : les consommateurs de café apprécient souvent avant tout son effet dynamisant (pour ne pas dire excitant…) qui leur permet de démarrer la journée et/ou de rester éveillés et dynamiques.

Cette action dynamisante est due à la caféine, une molécule de la famille des méthylxanthines découverte en 1819 par le chimiste allemand Friedrich Ferdinand Runge. Une fois ingérée, la caféine passe dans le sang et atteint le cerveau en quelques minutes où elle court-circuite l'action d'un neuromédiateur (l'adénosine) dont l'accumulation dans la journée est responsable d'une sensation de fatigue et de l'envie de dormir en fin de journée.

La caféine est la substance psychoactive la plus consommée dans le monde, la plupart du temps de manière quotidienne. Dans nos sociétés occidentales, au moins 80 % de la population adulte consomme de la caféine dans des quantités suffisantes pour avoir une action stimulante sur le cerveau.

Les effets de la caféine se font sentir 15 minutes après l'avoir consommée. Elle aide à combattre la fatigue, à lutter contre la somnolence, à améliorer la concentration ainsi que la force et l'endurance musculaire. Cependant, sa consommation n'est pas anodine et peut présenter des risques sur la santé.

1 - QU'EST-CE QUE LA CAFÉINE ET COMMENT AGIT-ELLE SUR LE CERVEAU ?

La caféine, ou méthylxanthine, est un alcaloïde naturellement présent dans plus de 60 plantes, dont les grains de caféier, les bourgeons et feuilles de thé, les fèves de cacao, la noix de kola, les graines de guarana et les feuilles de yerba maté. Elle est aussi synthétisée et incorporée dans des produits pharmaceutiques et dans certaines boissons gazeuses.

Une fois ingérée, la caféine est rapidement et totalement absorbée au niveau intestinal. Le pic de concentration plasmatique peut être atteint entre 15 minutes et 2 heures après ingestion. La caféine est rapidement distribuée dans l'organisme. Chez une femme enceinte, elle passe la barrière hématoencéphalique et le placenta et chez une femme allaitante, elle se retrouve dans le lait maternel. Elle est dégradée par le foie et principalement excrétée dans les urines[1].

1. ANSES, *Évaluation des risques liés à la consommation de boissons dites « énergisantes »*. Avis scientifique, septembre 2013.

Comme tous les psychotropes, la caféine agit sur certains récepteurs de notre cerveau. Elle nous tient éveillés et stimule dans le même temps la production d'adrénaline (hormone du stress et de l'urgence) et de dopamine (neurotransmetteur de l'action).

Quand on est éveillé, une substance chimique sécrétée par nos neurones, et appelée adénosine, s'accumule dans notre cerveau. Son rôle est de protéger le cerveau en ralentissant petit à petit l'activité nerveuse et cérébrale, de manière à nous faire entrer dans un état de somnolence au bout d'une certaine période d'éveil. C'est donc l'adénosine qui est responsable de notre envie de dormir à la fin de la journée. L'adénosine dilate également nos vaisseaux sanguins pour permettre une meilleure oxygénation du cerveau pendant le sommeil. Inversement, lorsque nous dormons, la concentration d'adénosine diminue, ce qui nous permet de nous réveiller petit à petit. Pour jouer son rôle, l'adénosine doit se fixer sur des récepteurs dédiés.

Il se trouve que la structure de la caféine contenue dans le café est très similaire à celle de l'adénosine. Ceci lui permet de se fixer sur les récepteurs (A1 et A2a) à adénosine, et de bloquer l'action de cette dernière. Mais comme ce n'est pas de l'adénosine, nous ne ressentons pas l'effet d'endormissement. Les récepteurs étant « occupés » par la caféine, l'adénosine ne peut plus se lier à ces récepteurs et ses propriétés calmantes sont ainsi diminuées, ce qui nous empêche de nous sentir fatigué.

L'activation de plusieurs circuits neuronaux par la caféine va aussi amener l'hypophyse à relâcher des hormones qui vont stimuler la production d'adrénaline par les glandes surrénales. L'adrénaline étant l'hormone de la fuite ou de la lutte, elle va augmenter notre niveau d'attention et donner un pic d'énergie à tout notre organisme. Un effet que les buveurs de café recherchent souvent.

L'adrénaline est généralement sécrétée en réponse à un état de stress ou en vue d'une activité physique. Elle déclenche un grand nombre de réactions physiologiques, comme la dilatation des pupilles, des bronches, l'accélération du rythme cardiaque, de la vitesse des contractions du cœur, une hausse de la pression artérielle, ou encore un renforcement musculaire. Ce qui explique qu'après une tasse de café, vous vous sentiez excité, que votre cœur batte plus vite et que vos muscles soient tendus. Chaque tasse bue est stimulante même si vous n'en ressentez pas les effets dès la première tasse.

Enfin, comme la plupart des drogues, la caféine augmente la production de dopamine dans les circuits du plaisir, ce qui contribue à entretenir la dépendance à cette « drogue douce » que consomment quotidiennement 85 % des Français de plus de 15 ans.

Mais ce n'est pas tout : comme l'héroïne et la cocaïne, la caféine affecte le niveau de dopamine en empêchant sa réabsorption par le cerveau. La dopamine est le neurotransmetteur activant les zones du cerveau liées au plaisir. C'est l'augmentation du niveau de dopamine qui fait que nous nous sentons heureux. La caféine a donc exactement le même effet que la cocaïne mais à un degré plus faible. C'est ce mécanisme qui contribuerait à rendre la caféine addictive, selon les chercheurs.

ZOOM SUR LA THÉOBROMINE ET LA THÉOPHYLLINE

La théobromine et la théophylline sont deux alcaloïdes de type méthylxanthine, tout comme la caféine. On les trouve dans de nombreux aliments ou boissons où la caféine est également présente avec le risque de voir leurs effets se cumuler.

La théobromine

La théobromine est un alcaloïde que l'on extrait de la graine de cacaoyer. On en trouve aussi dans le guarana et le maté, ainsi qu'en faible quantité dans le thé et le café. Elle serait une des causes des hypothétiques effets positifs du chocolat sur l'humeur.

La théobromine permet d'augmenter le temps et le niveau d'éveil et de diminuer les effets de la fatigue, comme la caféine et selon les mêmes mécanismes que celle-ci. La théobromine a également une action diurétique, vasodilatatrice et cardiostimulante mais ses effets sont beaucoup plus doux que ceux de la caféine.

La théobromine est un facteur aggravant des reflux acides gastro-œsophagiens car elle relâche les muscles du sphincter gastro-œsophagien, permettant aux acides gastriques d'accéder à l'œsophage.

La théophylline

La théophylline est, avec d'autres alcaloïdes comme la caféine ou la théobromine, l'une des principales substances actives des feuilles de thé, d'où elle tire son nom. Elle est également présente entre autres dans le café, le chocolat, le maté et le guarana. Elle n'est pas à confondre avec la théine qui est l'autre nom de la caféine présente dans le thé.

> La théophylline a des propriétés bronchodilatatrices importantes. Elle est ainsi utilisée dans des cas d'asthmes et de broncho-pneumopathies chroniques obstructives.
>
> Elle entraîne aussi une vasodilatation coronarienne et une stimulation cardiaque. Son action diurétique est également reconnue.
>
> La théophylline a un effet excitant mais beaucoup moindre que la caféine.
>
> Elle possède des effets secondaires en cas de « surdosage » : tachycardie, tremblements, nervosité, aggravation des reflux gastro-œsophagiens par relaxation des fibres musculaires lisses du bas œsophage (et donc aggravation de l'asthme par majoration d'un reflux gastro-œsophagien), trouble du rythme cardiaque, etc.

2 - LES DIFFÉRENTES SOURCES DE CAFÉINE

On trouve de la caféine dans les graines du caféier et du guarana, dans les feuilles de yerba maté et du théier, dans les fèves de cacao mais aussi dans les noix de kola utilisées dans la fabrication de certains sodas et boissons énergisantes. Il s'agit de l'excitant le plus utilisé dans le monde.

A - LE CAFÉ

Cultivé à l'origine en Éthiopie (dans la région de Kaffa), le caféier s'est répandu en Arabie dès le VIIIe siècle av. J.-C. puis en Europe.

Comme nous l'avons dit, le café est la deuxième boisson la plus consommée après l'eau. C'est également la deuxième marchandise la plus échangée dans le monde après le pétrole. Sa production a connu une croissance de 33 % au cours des 15 dernières années et on compte aujourd'hui environ 68 pays producteurs de café.

Le café est une boisson très complexe, comprenant des centaines de composants. Quelques chiffres :

- Une tasse de café filtre contient plus de caféine qu'un expresso car la durée d'infusion aura permis d'extraire plus de caféine.
- Une petite tasse de café préparée chez soi peut contenir seulement 50 mg de caféine alors qu'un grand *mug* de café acheté au coffee shop du coin peut en contenir plus de 300 mg.
- La différence entre un café arabica et un café robusta n'est pas seulement une question de goût. Le taux de caféine est également très différent :

  > le café arabica est plus subtil, plus doux et contient moins de caféine. Il provient d'une des deux grandes espèces de caféiers, le *Coffea Arabica,* qui s'épanouit en altitude (entre 800 et 2000 mètres d'altitude) sur des terres acides et riches en minéraux et dont les fruits ont besoin de 9 mois pour arriver à maturité.

  > le café robusta est puissant, corsé et contient 2 à 3 fois plus de caféine. Il provient de la deuxième grande espèce de caféiers : le *Coffea Canephora*. À l'inverse du *Coffea Arabica*, le *Coffea Canephora* est un arbuste résistant qui pousse à plus faible altitude (moins de 800 mètres). Sa croissance et la maturation de ses fruits sont plus rapides. Le café robusta, moins cher que l'arabica, est celui que l'on trouve le plus souvent et est le plus utilisé dans les mélanges.

La façon dont vous préparez votre café influe aussi sur le taux de caféine :

Tableau indicatif du taux de caféine selon les différentes préparations de cafés

		TENEUR EN CAFÉINE (MG)
Café filtre	1 tasse (250 ml)	80-180
Café soluble (instantané)	1 tasse (250 ml)	76-106
Espresso	1 petite tasse (30 ml)	64-90
Cappuccino ou café au lait	1 tasse (250 ml)	45-75
Café filtre décaféiné	1 tasse (250 ml)	3-15
Café soluble (instantané) décaféiné	1 tasse (250 ml)	3-5
Espresso décaféiné	1 petite tasse (30 ml)	0

(source : Les diététistes du Canada, *Les sources alimentaires de caféine*, 2013)

B - LE THÉ

Il s'agit de la même molécule que celle du café mais la caféine du thé (connue sous le nom de théine) a des effets plus doux et plus progressifs, car les tanins, présents en grande quantité, en ralentissent l'assimilation.

Comme pour le café, la quantité de caféine dépend de la variété utilisée : une tasse de thé noir en contient environ 45 mg, contre 25 mg pour une tasse de thé vert.

La caféine, comme tous les composants d'une plante, est plus concentrée dans les bourgeons. Ainsi, un thé riche en bourgeons, issu d'une cueillette fine ou impériale (cueillette où ne sont prélevées que les tiges avec une première feuille et un bourgeon) contiendra, en théorie, plus de caféine qu'un thé composé essentiellement de grandes feuilles (comme les Oolongs).

Pour une même variété de thé, il est difficile de hiérarchiser la teneur en caféine car la période et l'année de récolte, l'altitude d'origine des théiers, la méthode de fabrication joueront sur sa composition.

Tableau indicatif du taux de caféine selon les différents thés

		TENEUR EN CAFÉINE (MG)
Thé glacé avec sucre ajouté	1 canette (330 ml)	15-67
Thé en feuilles ou en sachet (thé noir, thé noir aromatisé)	1 tasse (250 ml)	43-60
Thé (thé vert, thé oolong, thé blanc)	1 tasse (250 ml)	25-45
Thé décaféiné	1 tasse (250 ml)	0-5
Tisanes (toutes les variétés)	1 tasse (250 ml)	0

(source : Les diététistes du Canada, *Les sources alimentaires de caféine*, 2013)

Le temps d'infusion aura également un impact sur le taux de caféine. Plus vous faites infuser votre thé, plus la caféine sera extraite de la feuille. Cependant, deux facteurs vont contrebalancer et limiter l'effet excitant de la caféine du thé : la teneur en tanins et la teneur en théanine qui augmentent également avec le temps d'infusion. Les tanins se lient à la caféine et l'empêchent d'être relâchée trop rapidement dans le sang. La théanine, quant à elle, a un effet relaxant. C'est pourquoi un thé riche en tanins et/ou en théanine aura un pouvoir dynamisant moins élevé.

Le thé contient jusqu'à 7 fois moins de caféine que le café (alors qu'une tasse de thé vert contient environ 25 mg de caféine, la même quantité de café filtre peut en comporter jusqu'à 180 mg). Ajoutez à cela l'effet des tanins sur la caféine et le pouvoir relaxant de la théanine et vous comprendrez pourquoi l'effet excitant du thé est moins vif mais plus durable que celui du café.

ZOOM SUR LES THÉS VERTS

Les différents types de thés verts possèdent des teneurs très différentes en caféine :

- Les **jeunes pousses** (bourgeons et jeunes feuilles) contiennent significativement plus de caféine que les feuilles plus mûres. Ainsi, le Bancha (thé de feuilles mûres) est l'un des thés avec le plus faible taux de caféine, on peut donc le boire le soir, comme le thé de tiges et de brindilles (Kariganė / Kukicha) qui contient également très peu de caféine.

- La **première récolte** ou première cueillette possède plus de caféine que la deuxième et ainsi de suite. Vous trouverez ces thés chez les détaillants spécialisés qui sauront vous orienter vers un thé ou un autre en fonction de la teneur en caféine que vous recherchez.

• Les « **thés d'ombre** » (Gyokuro, Tencha, Matcha) sont plus riches en caféine que les thés qui reçoivent une pleine exposition solaire (Sencha).

LES EFFETS DE LA L-THÉANINE DU THÉ

L'effet stimulant plus en douceur du thé serait dû à la présence d'un acide aminé : la L-théanine.

Dans les feuilles de thé, la L-théanine est l'acide aminé prédominant : il représente de 1 à 2 % du poids total des feuilles.

L'activité de la L-théanine sur le cerveau réduit le stress mental et physique. Elle a également un effet relaxant : une étude a montré une plus grande production d'ondes alpha (ondes émises par le cerveau en situation de relaxation légère et de calme) chez les personnes ayant pris de la L-théanine[2].

Le mécanisme d'action de la L-théanine semble provenir de sa capacité à favoriser la production d'acide gamma-aminobutyrique (GABA), neurotransmetteur associé à la mémoire, la relaxation, la récupération et la « zénitude ».

La L-théanine semble également augmenter la concentration de deux autres neuromédiateurs, la sérotonine et la dopamine[3], intervenant respectivement dans le sommeil et le maintien d'un état de calme pour la sérotonine et dans l'action, la motivation et la notion de plaisir pour la dopamine.

2. Nobre A.-C., Rao A., Owen G.-N. « L-theanine, a natural constituent in tea, and its effect on mental state », *Asia Pacific Journal of Clinical Nutrition*, 2008.
3. Nathan P.-J., Lu K., Gray M., Oliver C. « The neuropharmacology of L-theanine(N-ethyl-L-glutamine) : a possible neuroprotective and cognitive enhancing agent », *Journal of Herbal Pharmacotherapy*, 2006.

e étude montre que la L-théanine associée à de la caféine améliore l'attention et les fonctions cognitives[4].

C - LE CHOCOLAT

Le cacao est obtenu à partir des fèves torréfiées du cacaoyer. Comme les fèves de cacao sont très amères, on ajoute du sucre et du beurre de cacao pour en faire du chocolat.

Le chocolat contient pas moins de 300 composants. Parmi ceux-ci, on trouve des alcaloïdes : la théobromine, la caféine et la théophylline. Comme le thé, le chocolat contient des tanins qui empêchent la diffusion rapide de ces éléments alcaloïdes dans le corps.

Le taux de caféine du chocolat est proportionnel au pourcentage de cacao. Cependant, cela ne signifie pas qu'il faille privilégier les chocolats faibles en cacao car on aura tendance à en consommer de plus grandes quantités. En effet, plus le chocolat sera fort en cacao, moins la consommation sera importante car ce chocolat moins sucré et plus fort en goût amène plus rapidement la sensation de satiété. Il y a une corrélation inverse entre la « force » du chocolat (taux de cacao) et sa consommation.

4. Haskell Crystal F, Kennedy David O, Milne Anthea L, Wesnes Keith A, Scholey Andrew B. « The effects of L-theanine, caffeine and their combination on cognition and mood », *Biological Psychology*, 2008.

Tableau indicatif du taux de caféine dans le chocolat

		TENEUR EN CAFÉINE (MG)
Chocolat noir	16 g (environ 4 carrés)	11
Chocolat au lait	16 g (environ 4 carrés)	1-2
Chocolat chaud (au lait)	1 tasse (250 ml)	3-5

(d'après les diététistes du Canada, *Les sources alimentaires de caféine*, 2013)

On trouve aussi dans le chocolat une autre molécule : la phényléthylamine, apparentée aux amphétamines. Cette molécule excite le système nerveux central. Elle provoquerait également des sensations agréables, intenses, euphorisantes et stimulantes en arrivant au cerveau, ce qui expliquerait l'addiction que l'on peut développer vis-à-vis du chocolat. Près de 15 % des hommes et 30 % des femmes avouent avoir des envies compulsives de chocolat. Cependant, plusieurs scientifiques s'accordent pour dire que la dépendance au chocolat pourrait être simplement psychologique et s'expliquer par ses propriétés organoleptiques (son goût, sa texture, son gras, son sucre) qui entraînent une sensation de plaisir intense et l'envie de renouveler rapidement l'expérience.

Le chocolat contient aussi des éléments intéressants d'un point de vue nutritionnel, comme le tryptophane (un des acides aminés précurseurs de la sérotonine, neurotransmetteur dont le manque se caractérise notamment par des problèmes de sommeil, d'agressivité, de dépression), les vitamines E et B3 ainsi que des minéraux dont le magnésium. Cependant, pour bénéficier de ces éléments, il faut choisir un chocolat de qualité et riche en cacao (plus de 75 %).

Attention, le chocolat contient également de l'acide oxalique, ce qui le rend contre-indiqué en cas de calculs rénaux.

D - LE GUARANA (*PAULLINIA CUPANA*)

Le guarana est une plante grimpante appartenant à la famille botanique des Sapindacées qui peut atteindre 12 mètres de long, et qui est reconnaissable par ses fleurs jaunes blanchâtres et ses fruits de couleur jaune foncé. Originaire d'Amazonie, il pousse dans la forêt brésilienne humide et ses graines étaient traditionnellement utilisées par les Indiens « guaranis » pour leurs propriétés stimulantes.

Les graines de guarana renferment de la guaranine, substance chimiquement identique à la caféine. Le guarana contient notamment plusieurs stimulants du système nerveux orthosympathique : 4 à 5 % de caféine ou xanthine-guaranine ainsi que de la théobromine et de la théophylline.

Les principes actifs du guarana n'ont été mis en évidence qu'au XVIIe siècle mais il est aujourd'hui inscrit à la Pharmacopée française. Selon l'Agence européenne des médicaments (EMA), il est reconnu pour son usage traditionnel dans le traitement symptomatique de la fatigue et des sensations de faiblesse temporaire.

Le guarana est utilisé en phytothérapie pour ses propriétés psychostimulantes (de par la présence de caféine) qui permettent d'améliorer la vigilance et la concentration.

Il est également employé pour son action sur le métabolisme : la prise de guarana peut faciliter la perte de poids. La caféine – présente en plus forte proportion que dans le café – stimule la libération de catécholamines dont l'adrénaline, ce qui va entraîner une lipolyse des graisses du corps.

Le guarana a été également étudié pour son aide potentielle contre les effets secondaires de la chimiothérapie. Une étude réalisée auprès de 75 patientes en traitement de chimiothérapie contre le cancer du sein a montré que le guarana (à raison de 50 mg deux fois par jour pendant 21 jours) permettait de réduire le niveau de fatigue[5].

Le guarana est aussi reconnu pour son effet sur l'augmentation de la résistance au stress et à la fatigue et son effet antimigraineux.

E - LE MATÉ (*ILEX PARAGURIENSIS*)

Le maté est une boisson nationale en Amérique du Sud où il remplace parfois le café du matin. Il se boit dans une calebasse grâce à un tube métallique qui sert aussi de filtre, la bombilla.

La consommation du maté dépasse aujourd'hui les frontières de l'Amérique du Sud et est de plus en plus courante en Amérique du Nord et en Europe.

Cette boisson, consommée chaude ou froide (froide, on l'appelle tererè), de goût fort et amer, est préparée avec des feuilles de yerba maté. Le yerba maté est un arbuste ou un buisson ressem-

5. Oliveira Campos M.-P., Riechelmann R., Martins L.-C., Hassan B.-J., Casa F.-B., Del Giglio, « Guarana improves fatigue in breast cancer patients undergoing systemic chemotherapy », *Journal of Alternative and Complementary Medicine*, NY, juin 2011.

blant au houx, de 4 à 10 mètres de hauteur. Il constitue de véritables forêts en Amérique latine entre 500 et 1000 mètres d'altitude.

Le maté est riche en chlorophylle (62 g par kg), résines, tanins et sels minéraux. La matéine, molécule similaire à la caféine, n'en possède pas les inconvénients : « tonique, le maté n'est pas un excitant »[6]. On compte en moyenne 0,5 à 1 g de matéine par kg de plante.

Tout comme le thé, le maté procure une stimulation beaucoup plus douce que le café ou autres boissons et sodas excitant(e)s.

F - LES SODAS

Un soda est une boisson gazéifiée, non alcoolisée, qui peut être aromatisée de multiples façons (extraits végétaux, arômes, etc.).

La majorité de ces boissons sont néfastes pour la santé car elles contiennent du sucre en grande quantité ainsi que des additifs reconnus cancérigènes. Dans certains sodas, de la caféine a été également ajoutée afin d'en faire des boissons excitantes dont la consommation permet de diminuer les sensations de fatigue et de repousser ses limites.

6. Kieffer Daniel, *Encyclopédie de revitalisation naturelle*, Éditions Sully, 2007.

ZOOM SUR LES SODAS AU COLA

Les sodas au cola classique (c'est-à-dire non « light ») contiennent une énorme quantité de saccharose : 35 g de sucre, soit l'équivalent de 7 morceaux de sucre. Or, à trop forte dose, le sucre peut avoir des effets nocifs sur la santé et provoquer du diabète, de l'obésité et des caries.

L'acide phosphorique qui donne leur goût acide aux boissons au cola présente également des risques pour la santé pour les gros consommateurs de ces sodas. En effet, des taux élevés d'acide phosphorique favorisent les calculs rénaux et perturbent le fonctionnement des reins. Ainsi une étude réalisée aux États-Unis[7] auprès de 900 personnes, dont la moitié souffrant de pathologies rénales récentes, a montré qu'à partir de 2 verres de soda au cola par jour, le risque d'atteinte rénale chronique augmentait.

L'acide phosphorique est également connu pour ralentir la digestion, favoriser les maladies osseuses comme l'ostéoporose et freiner l'assimilation du calcium par les os.

La caféine contenue dans une canette (33 cl) varie entre 33 mg (cola classique) et 42 mg (cola « light »). La dose où l'on commence à ressentir l'effet indésirable de la caféine se situe entre 100 et 160 mg par jour.

---

7. Saldana T.-M., Basso O., Darden R., Sandler D.-P., « Carbonated beverages and chronic kidney disease », Epidemiology, National Institute of Environmental Health Sciences (Cambridge, Mass.), juillet 2007.

Réglementairement, les boissons contenant plus de 150 mg/l de caféine doivent porter la mention « teneur élevée en caféine ». Or, les sodas au cola ayant généralement des teneurs en caféine inférieures à 120 mg/l, les industriels ne sont pas tenus de mentionner sa présence, et encore moins sa concentration. La revue *60 millions de consommateurs* a publié à l'été 2012 les résultats d'analyses chimiques réalisées sur 52 colas, boissons à l'orange et thés glacés. Ces analyses montrent que la teneur en caféine varie du simple au triple dans les colas caféinés avec moins de 30 mg/l pour les colas de marques distributeurs Leader Price et Casino et plus de 100 mg/l pour le Pepsi® et le Coca-Cola® avec un record à 118 mg/l pour le Coca-Cola® light. Dans les thés glacés, elle oscille entre 30 et 70 mg/l.

L'EUFIC (Conseil européen de l'information sur l'alimentation) estime que les sodas peuvent apporter jusqu'à 160 mg de caféine par jour chez un enfant de dix ans. Or, comme nous le verrons plus loin, la quantité maximale à ne pas dépasser se situe entre 300 et 400 mg par jour pour un adulte… Chez les adolescents, les quantités de caféine ingérées sont parfois bien supérieures, en particulier s'ils sont amateurs de boissons énergisantes. Il est difficile de ne pas faire le lien avec le nombre croissant d'enfants identifiés comme « excités » ou « hyperactifs »…

G - LES BOISSONS ÉNERGISANTES

Notre société actuelle valorise dangereusement la performance. On nous demande d'être toujours « au top », ce qui explique l'engouement pour les boissons énergisantes depuis quelques années.

L'appellation « boissons énergisantes » est commerciale et ne se réfère à aucune définition réglementaire. Ces boissons sont présentées par les fabricants comme possédant des propriétés stimulantes tant au niveau physique qu'intellectuel. Elles contiennent une teneur élevée de caféine (80 mg par canette de 250 ml en moyenne), ainsi que du guarana (plante contenant également de la caféine). On y trouve aussi de l'arginine, de la taurine, du ginseng, de la glucoronolactone (un dérivé du glucose)... D'autres substances sont présentes de manière moins systématique comme les maltodextrines, la carnitine, la créatinine ou encore des extraits de ginkgo biloba.

En France, la distribution tardive des boissons énergisantes a été causée par des réserves émises à propos de certains effets sur la santé. En 2008, l'InVS (Institut de Veille Sanitaire) et l'Afssa (Agence Française de Sécurité Sanitaire des Aliments) ont mis en place un observatoire sur les effets éventuels de ces boissons. Les données produites par l'observatoire à l'époque n'ont pas permis de conclure à des effets aigus indésirables pour les boissons énergisantes autres que ceux induits par la caféine.

Ces boissons, populaires auprès des étudiants, dans les bars, les discothèques ou lors de manifestations sportives, sont présentées comme des stimulants de l'effort physique ou intellectuel. Ce sont en réalité essentiellement des excitants du système nerveux.

Ces boissons « énergisantes » ne doivent pas être confondues avec les boissons « énergétiques » dont la composition nutritionnelle est adaptée à la pratique d'une activité sportive et qui font l'objet d'un encadrement réglementaire spécifique (Arrêté du 20 juillet 1977 pris pour l'application du décret du 24 juillet 1975 sur les produits diététiques et de régime). La Société Française de Nutrition du Sport (SFNS) considère que les boissons énergisantes « sont inadaptées et déconseillées pour la réhydratation en période d'efforts physiques, et ne doivent donc pas être consommées avant, pendant, ni après l'effort sportif ». La SFNS reconnaît également que « la consommation de ces boissons peut s'inscrire dans le cadre d'une intentionnalité de conduite dopante ou conduite à risque, et peut être de nature à modifier le comportement avec l'éventualité d'accentuer les dommages sur la santé. »[8] Par ailleurs, ce même rapport met en avant une dangerosité spécifique aux sportifs (voir ci-après).

LES RISQUES CHEZ LES SPORTIFS

L'avis de la SFNS sur la consommation potentiellement dangereuse des boissons énergisantes chez les pratiquants d'activités physiques ou sportives s'appuie sur plusieurs risques :

- **risque de déshydratation** accentué, consécutif à l'hyper osmolarité et à la présence de certaines molécules, cette déshydratation pouvant augmenter le risque de blessures sportives ;
- **fuite minérale** potentiellement augmentée de calcium, magnésium et potassium, représentant un facteur de risque du trouble du rythme cardiaque ;
- **présence de caféine** augmentant le risque de tachycardie, de troubles du rythme cardiaque à l'effort, en particulier chez des personnes prédisposées ;

8. Faculté de Médecine Pitié Salpetrière, *Consommation de boisson énergisante chez le pratiquant d'activité physique ou sportive*, Avis et recommandations de la SFNS (Société Française de Nutrition du Sport), janvier 2013.

• **apport glucidique inadapté à l'effort** avec une concentration en sucres très élevées, pouvant entraîner un risque d'hypoglycémie réactionnelle ;

• **acidité** de ces boissons (pH de l'ordre de 3,5) pouvant entraîner des troubles digestifs.

L'ANSES (Agence nationale de sécurité sanitaire des aliments et de l'environnement) a réalisé une étude en 2013 pour évaluer les risques associés à la consommation de boissons dites « énergisantes »[9]. Une centaine de boissons énergisantes ont été identifiées sur le marché français. Sur cette centaine de boissons étudiées, les teneurs en caféine constatées varient de 12 à 32 mg/ml. Le rapport d'expertise issu de cette étude met en évidence des effets indésirables d'ordre cardio-vasculaires, psycho-comportementaux ou neurologiques pouvant être associés à la consommation des boissons dites énergisantes.

Le Ministère chargé de la santé et des sports[10] recommande la vigilance sur la consommation de ces boissons :

• ces boissons doivent être consommées avec modération et sont réservées aux adultes. Les femmes enceintes et allaitantes, les personnes sensibles aux effets de la caféine ou atteintes de certaines pathologies (troubles cardio-vasculaires, psychiatriques et neurologiques) doivent éviter leur consommation.

9. ANSES, *Évaluation des risques liés à la consommation de boissons dites « énergisantes », op. cit.*
10. Ministère des Affaires Sociales, de la Santé et des Droits de la Femme - http://www.sante.gouv.fr/les-boissons-energisantes.html, décembre 2013.

- les boissons ne doivent pas être consommées en association avec de l'alcool ou une activité physique.

H - LES MÉDICAMENTS

On trouve de la caféine dans une vingtaine de médicaments et compléments alimentaires : antimigraineux (ex. : 100 mg par comprimé de Gynergène caféiné®), antalgiques (ex. : 50 mg par comprimé de Claradol caféine®, 62,5 mg par gélule de Migralgine®), stimulants (ex. : 50 mg par comprimé de Guronsan®), anti-mal de mer (ex. : 10 mg par comprimé de Mercalm®), vasodilatateurs (ex. : 40 mg par comprimé de Vasobral®).

Traitement contre la migraine

La caféine est utilisée dans les traitements contre la migraine car elle améliore de 40 % l'efficacité des médicaments soulageant les maux de tête et aide par ailleurs l'organisme à absorber ces substances plus rapidement, diminuant ainsi plus vite la douleur. De ce fait, de nombreux médicaments contre les maux de tête, y compris ceux vendus sans ordonnance, contiennent de la caféine.

La caféine est également utilisée avec l'ergotamine dans le traitement des migraines et des algies vasculaires de la face, de même que pour surmonter les somnolences dues aux antihistaminiques. L'ergotamine est un alcaloïde de la famille de l'ergoline naturellement présent dans certains champignons comme l'ergot de seigle.

Alors que les médicaments contenant de la caféine peuvent soulager les personnes sujettes aux migraines, leur utilisation associée à un excès de boissons caféinées (ex. : café ou soda au cola) peut en revanche augmenter le risque de migraines chroniques.

Association avec des antalgiques

La caféine a été ajoutée aux analgésiques courants, comme le paracétamol, l'ibuprofène et l'aspirine, dans l'espoir d'améliorer leur efficacité.

Une revue[11] de 19 études totalisant 7 238 participants a été réalisée afin d'évaluer l'efficacité relative, dans des cas de douleurs aiguës, d'une dose unique d'analgésique auquel est ajouté de la caféine par rapport à la même dose d'analgésique utilisé seul. La conclusion de cette revue est que l'ajout de caféine, dont la dose équivaut à une grosse tasse de café, comparée à une dose standard d'analgésiques courants, comme le paracétamol ou l'ibuprofène, améliore certes l'efficacité de l'analgésique mais de manière minime : chez les personnes souffrant de douleurs aiguës (douleurs dentaires postopératoires, douleurs du post-partum, céphalées), seules 5 à 10 % de personnes supplémentaires seront soulagées.

Médicaments et produits stimulants

La caféine diminue l'effet de fatigue et augmente l'attention, c'est pourquoi elle est également largement utilisée dans les « stimulants » vendus en pharmacie. Ces comprimés sont typiquement utilisés par des étudiants préparant leurs examens ou des personnes travaillant (ou conduisant) de longues heures afin de réduire l'effet de fatigue physique, restaurer la vigilance quand une faiblesse ou une somnolence se produit.

La caféine se trouve également dans de nombreux médicaments contre le rhume de par son effet stimulant. Le rhume lui-même, ou les principes actifs des médicaments, induisant souvent un effet

---

11. Derry C.-J., Derry S., Moore R.-A., « Caffeine as an analgesic adjuvant for acute pain in adults », *Cochrane Database Syst. Rev.*, mars 2012.

de somnolence, la caféine a pour objectif de « gommer » cette somnolence.

3 - LE MÉCANISME D'ADDICTION À LA CAFÉINE

Quand vous consommez de la caféine sur une longue durée, votre cerveau réagit en créant davantage de récepteurs à adénosine, ce qui signifie qu'il vous faut de plus en plus de caféine pour en ressentir les effets et rester éveillé. Cela veut aussi dire que quand vous essayez d'arrêter de boire du café (ou toute autre boisson contenant de la caféine) ou que vous ne prenez pas votre dose quotidienne, vous pouvez ressentir des symptômes de manque et vous sentir plus fatigué que vous ne l'auriez été sans avoir jamais bu de café.

La consommation régulière de caféine entraîne une **accoutumance, voire une véritable dépendance physique.** Les symptômes du sevrage associés à la caféine apparaissent une ou deux journées après l'arrêt de la consommation. Ils sont constitués principalement de maux de tête, de nausées, de fatigue, de somnolence, d'irritabilité voire de douleurs musculaires et d'idées dépressives[12]. La dose minimum de caféine quotidienne conduisant à une telle dépendance serait de quatre tasses de café par jour.

La consommation de caféine est un réel **cercle vicieux**. Il faut 6 heures à votre corps pour éliminer la moitié de la quantité de caféine ingérée. Ainsi, si vous buvez une tasse de café contenant 150 mg de caféine à 9h00, il ne restera plus que 75 mg de caféine dans votre organisme à 15h00 et vous n'en ressentirez plus que la

12. Paluska SA, *Caffeine and Exercise*. Current Sports Medicine Reports, 2003.

moitié des effets. Que se passe-t-il lorsque les effets de votre tasse de café disparaissent ? La fatigue reprend le dessus, et vous sentez généralement une petite baisse de moral ainsi que le besoin de reprendre un café. Bien sûr, une autre tasse peut vous remettre sur les rails, mais est-ce bien raisonnable de passer la journée dans un état d'excitation constante ?

C'est lorsque vous allez vouloir vous endormir que les effets de la caféine vont se faire le plus sentir, et pas de manière très agréable. Une consommation tardive entraîne des troubles du sommeil. En effet, si vous buvez une tasse de café contenant 150 mg de caféine à 15h, il restera encore 75 mg de caféine dans votre organisme à 21h. L'adénosine (la substance chimique responsable de notre envie de dormir et dont l'action est bloquée par la caféine) ne pourra donc toujours pas entrer en action, et votre endormissement s'en trouvera perturbé. Même si vous parvenez à vous endormir, votre nuit ne sera pas très bénéfique. Le lendemain, vous vous réveillerez encore plus fatigué, avec une forte envie de café. Et ainsi de suite...

La caféine permet de cacher et d'ignorer un état de fatigue. Le risque est que cette fatigue s'accumule sans que vous n'y preniez garde, conduisant à de nombreux troubles dont l'épuisement, la baisse des défenses immunitaires, un état dépressif, voire le burn-out.

4 - LES EFFETS DÉLÉTÈRES DE LA CONSOMMATION DE CAFÉINE

La caféine est un excitant reconnu. Les excitants sont des substances ayant des propriétés stimulantes, utilisées pour augmenter la vigilance et les facultés intellectuelles. Cependant, ces excitants ne sont pas sans effets secondaires.

La dose maximale recommandée est de 300 milligrammes de caféine par jour pour une femme, soit l'équivalent d'un peu plus de deux tasses de café, et de 400 milligrammes pour les hommes, soit environ 3 à 4 tasses de café.

Au-delà de cette quantité, on a observé des effets indésirables sur la santé : insomnie chronique, angoisse persistante, grande nervosité, arythmie cardiaque.

Concernant l'impact de la caféine chez les plus jeunes, le conseil européen de l'information sur l'alimentation (EUFIC) précise : « Les enfants ont généralement la même capacité pour traiter la caféine que les adultes. Des études ont montré que les aliments et boissons contenant de la caféine, pris en quantités modérées, n'ont aucun effet détectable sur l'hyperactivité ou la durée d'attention des enfants. **Cependant, chez les enfants sensibles, de fortes doses de caféine peuvent causer des effets temporaires comme de l'excitation, de l'irritabilité ou de l'anxiété** ». Comme pour les adultes en somme. Si l'EUFIC ne fixe aucune limite spécifique aux enfants, une étude canadienne[13] recommande une consommation maximale de 2,5 mg par jour et par kilo de poids, ce qui correspond à 50 mg de caféine dans une journée pour un enfant de 20 kg (poids

13. Nawrot P., Jordan S., Eastwood J., Rotstein J., Hugenholtz A., Feeley M., « Effects of caffeine on human health », *Food Additives and Contaminants*, 2003.

moyen vers 7 ans), soit un peu moins d'une cannette et demie d'un soda au cola.

En cas de consommation importante de caféine, on ressent des « symptômes » digestifs et nerveux, principalement :

- excitation
- anxiété
- vertiges, étourdissements
- troubles gastriques
- irritabilité
- nervosité
- insomnie
- tachycardie
- tremblements
- céphalées, maux de tête

Principaux effets secondaires de la

Caféine

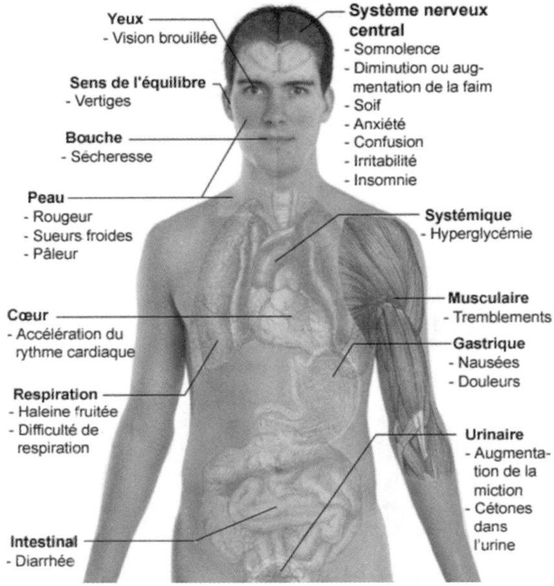

Principaux symptômes d'une

Surdose de caféine

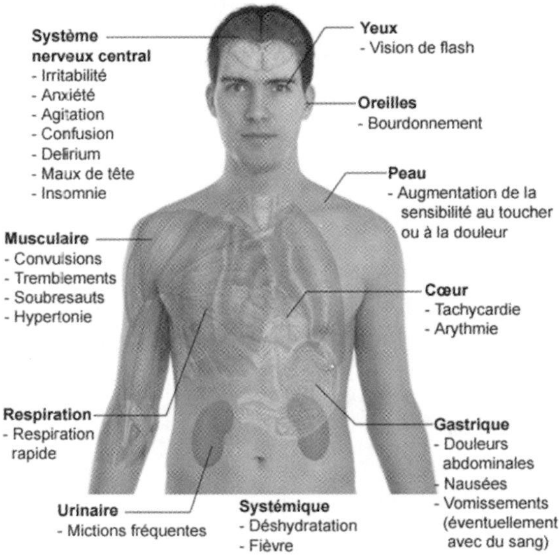

(source : Wikipedia)

A - LES EFFETS SUR LE SYSTÈME CARDIO-VASCULAIRE

Au niveau cardio-vasculaire, la caféine peut provoquer de la tachycardie, des palpitations, de l'arythmie et de l'hypertension.

La caféine accélère les battements cardiaques car elle bloque l'action de l'adénosine. Ce blocage a pour conséquence d'augmenter la libération d'adrénaline, l'hormone du stress.

Le rapport de l'ANSES[14] sur les boissons énergisantes présente les différents effets de ces boissons riches en caféine sur le système cardio-vasculaire :

« - Les troubles cardio-vasculaires signalés après consommation de boissons dites énergisantes comme la tachycardie, les sensations d'oppression ou de douleurs thoraciques (angor), l'hypertension et la bradycardie réflexe correspondent aux effets indésirables attendus après prise de caféine en quantités élevées.

- La consommation de boissons dites énergisantes peut présenter un risque chez le patient hypertendu sévère ou mal contrôlé.

- L'augmentation de pression artérielle et les vasospasmes favorisés par les boissons dites énergisantes pourraient augmenter le risque d'AVC. »

B - LES EFFETS SUR LE SYSTÈME DIGESTIF

Sur le plan digestif, la caféine peut entraîner des troubles gastro-intestinaux, notamment :

---

14. ANSES, *Évaluation des risques liés à la consommation de boissons dites « énergisantes »*, *op. cit.*

- chez les sportifs, du fait de l'ischémie du tube digestif (défaut d'apport sanguin au système digestif en raison de la redistribution du flux sanguin vers les muscles lors de l'effort au détriment de la circulation sanguine intestinale) ;

- chez les personnes en situation de stress ou de suractivité, les sportifs soumis au stress de la compétition pouvant également faire partie de cette catégorie.

Ces troubles s'expliquent par le fait que la caféine stimule les sécrétions gastriques et la motricité intestinale ainsi que par le pH acide des boissons caféinées (café, sodas caféinés et boissons énergisantes notamment).

C - LES EFFETS AU NIVEAU NEUROLOGIQUE ET PSYCHIATRIQUE

La caféine agit sur le système nerveux central, notamment au niveau des récepteurs GABA (acide gamma-aminobutyrique, neurotransmetteur associé à la mémoire, la relaxation et à la récupération) et des récepteurs à adénosine A1 et A2A. De nombreuses études ont montré que la caféine peut induire des perturbations psycho-comportementales, parmi lesquelles la nervosité, l'irritabilité, l'anxiété, voire des attaques paniques ou des phénomènes psychotiques (notamment des hallucinations) :

- Des prises unitaires de 300 à 400 mg de caféine peuvent induire des phénomènes de tension psychique et d'anxiété, d'autant plus que le sujet est dans un contexte stressant[15].

15. Smith A., « Effects of caffeine on human behavior », *Food and Chemical Toxicology*, 2002.

- Il semble que les complications psychiques soient surtout observées chez des sujets ayant souffert antérieurement d'une pathologie psychiatrique, notamment de troubles anxieux chroniques généralisés et de troubles paniques[16,17], ou chez des personnes « prédisposées » à de telles pathologies.

- On a également rapporté l'apparition ou l'augmentation de fréquence d'épisodes maniaques chez des patients souffrant de troubles bipolaires ou bien de troubles psychotiques[18,19,20].

L'étude de l'ANSES[21] sur les boissons dites énergisantes a analysé 72 cas de troubles psycho-comportementaux après consommation de boissons énergisantes. La liste des troubles rapportés est longue : anxiété, angoisse, attaques paniques/tétanie, excitation, agitation, nervosité, agressivité, délires, hallucinations, obnubilations, confusion mentale, désorientation spatio-temporelle, autres troubles du comportement. Certains de ces effets (irritabilité, nervosité, anxiété, voire crise de panique) sont présentés dans les conclusions de l'ANSES comme « des symptômes fréquents de l'intoxication caféinique ». Ces symptômes sont observés après

16. Bruce M., Scott N., Shine P. and Lader M., « Anxiogenic effects of caffeine in patients with anxiety disorders », *Archives of general psychiatry*, 1992.
17. Nardi A.-E., Lopes F.-L., Valenca A.-M., Freire R.-C., Veras A.-B., de-Melo-Neto V.-L., Nascimento I., King A.-L., Mezzasalma M.-A., Soares-Filho G.-L. and Zin W.-A., « Caffeine challenge test in panic disorder and depression with panic attacks », *Comprehensive psychiatry*, 2007.
18. Wang H.-R. and Woo Y.-S. et Bahk W.-M., « Caffeine-induced psychosis: a review », *International Clinical Psychopharmacology*, 2015.
19. Rizkallah E., Bélanger M., Stavro K., Dussault M., Pampoulova T., Chiasson J.-P., Potvin S., « Could the use of energy drinks induce manic or depressive relapse among abstinent substance use disorder patients with comorbid bipolar spectrum disorder? », *Bipolar Disorders*, 2011.
20. Hedges D.-W., Woon F.-L. et Hoopes S.-P., « Caffeine-induced psychosis », *CNC Spectrums*, 2009.
21. ANSES, *Évaluation des risques liés à la consommation de boissons dites « énergisantes »*, *op. cit.*

ingestion de une à sept canettes de boisson énergisante, avec ou sans consommation d'alcool. Le rapport indique que les crises d'anxiété et les crises d'attaque de panique semblent survenir préférentiellement chez les sujets souffrant de pathologies psychiatriques connues, ou qui pourraient révéler de telles pathologies.

CAFÉINE ET TROUBLES ANXIEUX

Consommée de façon abusive ou par des individus qui y sont anormalement sensibles, la caféine peut engendrer des troubles anxieux, voire des attaques de panique.

Une équipe de l'unité de neuropsychopharmacologie expérimentale[22], à Rouen, a procédé à l'analyse comportementale de « souris mutantes » (souris dont le gène associé à l'un des récepteurs à adénosine, le récepteur A2a, a été inactivé) et démontré que ce récepteur est affecté par la caféine. En effet, « la caféine, qui stimule l'activité motrice exploratoire de souris "sauvages" (normales) placées dans un environnement nouveau, ne le fait plus chez les souris privées de récepteurs A2a ».

La suppression du récepteur A2a par manipulation génétique (« knock out ») agit d'une manière analogue au blocage du récepteur A2a par la caféine chez les souris « sauvages ».

Ce laboratoire a par ailleurs conduit des études comportementales de ces souris « mutantes ». Deux épreuves comportemen-

22. Vaugeois Jean-Marie et Costentin Jean, *Mécanisme d'action de la caféine*, CNRS, Département des Sciences de la Vie, Faculté de Médecine et de Pharmacie de Rouen, 1998.

tales ont montré que ces dernières étaient plus anxieuses que leurs congénères sauvages.

« L'adénosine joue aussi un rôle dans la transmission de la douleur, bien que celui-ci soit complexe. Les souris dépourvues du récepteur A2a ont un seuil nociceptif plus élevé que celui de leurs congénères non mutées (elles ressentent moins la douleur), ce qui corrobore l'utilisation de la caféine comme adjuvant de l'analgésie dans certaines spécialités pharmaceutiques. »

« Enfin, les souris déficientes en récepteur A2a sont spontanément plus agressives envers leurs congénères que les souris "sauvages" ».

« 3 tasses de café par jour = 1 stress. 3 tasses de café par jour augmentent les différentes hormones du stress, à savoir principalement l'adrénaline, la noradrénaline et le cortisol. De ce point de vue, on peut dire que 3 tasses de café quotidiennes provoquent le même effet sur l'organisme qu'un stress », indique le Dr Senninger dans son livre *Les Incroyables vertus du café*[23].

D - TROUBLES DU SOMMEIL

Les personnes ayant une consommation excessive de caféine souffrent de troubles du sommeil (insomnie d'endormissement, moindre qualité du sommeil). Ces problèmes de sommeil ont des retombées négatives sur la cognition en général et peuvent entraîner une somnolence diurne (somnolence qui peut conduire à une augmentation progressive des doses de caféine consommées, ce qui ne fait qu'aggraver le problème).

23. Éditions Jouvence, 2011.

Sans parler de consommation excessive, la consommation régulière de caféine suffit à entraîner une moindre qualité de sommeil chez les personnes « sensibles à la caféine ». Cette différence de sensibilité s'explique par un génotype du récepteur A2a à adénosine différent entre personnes sensibles et personnes insensibles[24].

E - ACIDOSE

La caféine, en tant que purine (molécule azotée), est génératrice d'acides dans le corps – tout comme la théobromine et la théophylline. Leur métabolisme (transformation par notre corps) génère de l'acide urique. La consommation d'aliments riches en caféine est donc à limiter pour éviter l'acidose (excès de déchets acides dans le corps) et tous les troubles qui y sont associés (inflammation, éruptions cutanées, calculs, brûlures urinaires, fatigue, irritabilité, etc.).

Cette acidose sera non seulement causée par le métabolisme des purines mais aussi par le fait que la caféine, tout comme la théobromine, excite le système nerveux et active les mécanismes de stress de l'organisme – le stress étant lui-même une des grandes causes d'acidose. Par ailleurs, une grande partie de l'élimination de ces acides se fait pendant la nuit, quand on dort. La caféine, pouvant perturber le sommeil, favorise ainsi l'accumulation des déchets acides dans le corps.

24. Retey J.-V., Adam M., Khatami R., Luhmann U.-F., Jung H.-H., Berger W., Landolt H.-P., « A genetic variation in the adenosine A2A receptor gene (ADORA2A) contributes to individual sensitivity to caffeine effects on sleep », *Clinical Pharmacology and Therapeutics,* mai 2007.

F - CAFÉINE ET CANCER, L'ANALYSE DU NATUROPATHE RAYMOND BARBEAU[25]

Raymond Barbeau – célèbre naturopathe québécois des années 1970 – a consacré une partie de sa vie à étudier le cancer et à essayer d'en découvrir la ou les causes. Sur la base d'une intuition « Est-ce possible que ce maudit café cause le cancer ? », il revoit les fiches de centaines de malades du cancer vus en consultation, interroge ses nouveaux patients sur leur consommation de caféine (sous toutes ses formes) et arrive à la conclusion que la grande majorité de ces patients sont « caféomaniaques » : « Pour nous, c'est d'abord et avant tout la consommation des aliments contenant des méthylxanthines, comme le café, le thé, le chocolat et les boissons gazeuses, sans oublier les médicaments caféinés, théobrominés ou théophyllinés, qui cause le cancer de l'homme moderne. »

Les méthylxanthines comprennent la caféine, la théine, la théophylline et la théobromine, substances de la famille des purines.

Il considère ces substances comme particulièrement dangereuses pour plusieurs raisons :

- une consommation très importante et qui ne cesse d'augmenter de café, thé, cacao, chocolat, boissons gazeuses, médicaments.
- le fait que les méthylxanthines soient des « cancérigènes faibles », c'est-à-dire qu'ils prennent plus de temps pour provoquer un cancer que des cancérigènes plus violents.

25. Dr Raymond Barbeau, *La Cause du cancer*, Éd. Clinique Barbeau, 1971.

- le côté plaisant des produits concernés. La caféine, la théophylline et la théobromine sont très largement consommées car les aliments ou boissons (café, thé, cacao, boissons gazeuses) contenant ces substances font non seulement partie des habitudes familiales ou nationales mais aussi parce qu'elles apportent des sensations agréables, un certain plaisir gustatif.

- l'utilisation de la caféine, théophylline et théobromine dans un grand nombre de produits pharmaceutiques y associant d'autres produits chimiques, engendrent l'affaiblissement du terrain, l'aggravation ou le déclenchement de la cancérisation.

- la présence d'autres substances cancérinèges dans les aliments ou boissons contenant de la caféine, théophylline et de la théobromine :

  > le café (et le thé encore plus) contient du « tanin qui a prouvé qu'il était cancérigène sur des animaux de laboratoire ».

  > le café décaféiné a été traité par des « solvants de la caféine qui sont le plus souvent des hydrocarbures cancérigènes (trichloréthyltène, dichloréthylène et tétrachlorure de carbone) qui restent dans le produit, à raison d'un gramme du solvant par kilogramme de fèves après rotissage ».

  > les boissons gazeuses contiennent sucre à outrance, colorants chimiques, conservateurs et un nombre impressionnant d'additifs chimiques.

- la présence ou association de sucre : café, thé, chocolat, boissons gazeuses contiennent du sucre ou vont augmenter la consommation de sucre par l'ajout de sucre à la boisson. Or, il a été maintenant prouvé que les cellules cancéreuses se nourrissent de sucre.

- l'acidose engendrée par la consommation de thé, café, boissons gazeuses et cacao (aliments très acides).

Son constat sur les risques associés à la consommation de méthylxanthines est aujourd'hui toujours pertinent…

G - DÉPENDANCE

La caféine est communément utilisée comme un stimulant dans la vie de tous les jours. Beaucoup de personnes pensent qu'elles ont besoin d'un « bon café » le matin pour démarrer leur journée, « bon » pouvant signifier un café serré (c'est-à-dire fort) ou une large quantité (une grande tasse, voire plusieurs).

Le docteur Mark Hyman dans son livre *Trop de sucre*[26] qualifie la caféine de drogue – au même titre que le sucre, l'alcool et la nicotine. Il indique ainsi : « Ces drogues augmentent notre énergie et améliorent notre humeur, dans la mesure où elles nous apaisent et nous détendent. Pourtant, au bout du compte, ce sont des mauvais amis qui, au contraire, rognent notre énergie et notre santé. Un petit "fix" de sucre ou de caféine apporte au corps un coup de fouet fugace, puis vous vous aplatissez et avez envie d'un autre "fix". »

« On estime qu'à partir de 350 mg de caféine par jour (quelle que soit la boisson), une dépendance physique et psychologique peut s'installer. »[27] Tous les témoignages de consommateurs réguliers de café concordent. Le café « gomme » la fatigue pendant un temps et donne une merveilleuse (et grisante) sensation d'énergie. Malheureusement, au bout d'un moment, leur dose quotidienne ne

26. Éditions Marabout, 2013.
27. Dr Senninger Franck, *Les Incroyables vertus du café,* Éditions Jouvence, 2011.

suffit plus : la fatigue revient et ils doivent augmenter les doses de caféine ou se rabattre sur du sucre pour se donner un coup de fouet.

Il est intéressant de noter que la caféine augmente la libération de dopamine, le neuromédiateur du plaisir. Lorsque sa libération par les neurones augmente dans le système nerveux central, nous ressentons un état de bien-être physique et mental. Les drogues, notamment, favorisent la libération de dopamine d'où la sensation de bien-être et de plaisir quand on en consomme mais aussi de dépendance. La caféine agit bien évidemment à un degré moindre mais selon le même principe, ce qui explique que l'on se sente un peu « en manque » quand on n'a pas eu sa dose quotidienne de café.

H - MAUVAISE CONNAISSANCE DE SOI, DE SON ÉTAT PHYSIQUE ET DE SES LIMITES

Cette dépendance ou « fausse énergie » n'est en rien différente de celle d'athlètes consommant des substances dopantes afin de les aider à se surpasser et avoir de meilleures performances. Mais comme le café et le thé sont des formes légales de caféine, les consommateurs pensent qu'il est acceptable et normal d'en user et abuser, voire d'en être dépendants.

CAFÉINE ET DÉPRESSION

> Un des risques associés à une consommation excessive de caféine est le fait que son effet boostant peut masquer les symptômes de la dépression (notamment la fatigue) et donc retarder sa prise en charge. Ainsi, les personnes atteintes de dépression ou ayant eu des antécédents dépressifs veilleront à limiter leur consommation de café à une tasse par jour.

I - AUTRES EFFETS DIVERS

La consommation de caféine peut entraîner des douleurs musculaires (ou myalgies). Une concentration de lymphocytes plus élevée (+ 35 %) a été constatée chez des footballeurs de haut niveau lorsque la consommation de caféine était associée à de l'exercice physique, entraînant un risque accru de lésions musculaires[28].

On a aussi noté que maux de tête et anxiété sont plus fréquents chez les gros consommateurs de café (à partir de 7 à 8 tasses quotidiennes).

La consommation à long terme de caféine a été également mise en lien avec un risque plus élevé d'ostéoporose. La caféine facilite la libération de calcium, ce qui expliquerait que sa consommation soit associée à une plus grande endurance musculaire. Le calcium est indispensable aux contractions musculaires et sa libération permet aux muscles de travailler plus et plus longtemps. Cependant, le risque est que cette libération de calcium se fasse au détriment du capital osseux.

Enfin, la torréfaction du café à l'origine de ses arômes entraîne la réaction chimique dite « réaction de Maillard », reconnue comme cancérigène...

28. Bassini A., Cameron et al., « Effect of caffeine supplementation on haemotological and biochemical variables in elite soccer players under physical stress conditions », *British Journal of Sports Medicine*, 2007.

CHAPITRE II

Les principes d'une consommation acceptable de caféine

Il est très facile de dépasser la dose maximale recommandée (300 mg par jour pour une femme et 400 mg par jour pour un homme), notamment car la caféine ne se trouve pas uniquement dans le café mais aussi dans une tasse de thé, des carrés de chocolat, des sodas, des boissons énergisantes voire dans une trentaine de médicaments (voir plus haut). Même si cela est difficile, il est donc important de bien connaître sa consommation quotidienne de caféine afin de la réduire si besoin.

Par ailleurs, il faut savoir que la caféine est fortement déconseillée ou à limiter au maximum chez certaines personnes.

1 - POPULATIONS DEVANT BANNIR OU LIMITER LA CONSOMMATION DE CAFÉINE

Les mêmes études concluant à l'absence de risque sur la santé du café identifient cependant des populations « à risque » pour lesquelles la consommation de café doit être réduite voire nulle[29]... Ces restrictions mettent à mal l'image du café comme boisson anodine voire bénéfique pour la santé.

A - PERSONNES DEVANT BANNIR LA CONSOMMATION DE CAFÉINE

Femmes enceintes et allaitantes

Les sites officiels sur la santé mettent en avant l'importance de rester dans les limites d'une consommation « raisonnable » et ne déconseillent pas ouvertement la consommation de caféine. Cependant, les risques associés – loin d'être mineurs ! – invitent plutôt à la prudence et à l'exclusion complète de consommation de caféine pour les femmes enceintes ou allaitantes.

Le site de la santé et des services sociaux du Québec indique qu'une consommation excessive est associée à une augmentation des risques d'avortements spontanés et de naissances prématurées.

Dans le cas de l'allaitement, il est reconnu que la caféine passe dans le lait, et que son élimination est beaucoup plus lente chez le nouveau-né que chez l'adulte.

29. Nawrot P., Jordan S., Eastwood J., Rotstein J., Hugenholtz A., Feeley M., « Effects of caffeine on human health », *Food Additives and Contaminants,* 2003
Higdon J.-V., Frei B., « Coffee and health: a review of recent human research », *Critical Reviews in Food Science and Nutrition,* 2006.

Même si les recommandations officielles ne préconisent pas l'éviction des produits caféinés, les risques invitent, dans l'esprit de la naturopathie, à appliquer le principe de précaution avec une éviction complète de la caféine pendant la durée de la grossesse et pour les femmes allaitantes. Ce principe d'éviction de la caféine chez les femmes enceintes ou allaitantes se confirme si on se réfère à certaines études :

- Une étude réalisée en 2006 conseille aux femmes enceintes de limiter leur consommation de café à 3 tasses par jour, n'excédant pas 300 mg de caféine par jour afin d'éviter les risques de fausses couches ou de malformation fœtale[30].

- Une étude réalisée en 2008 a montré l'impact de la consommation de caféine chez les souris en gestation sur le comportement de leur progéniture (hyperactivité et sensibilité accrue à la cocaïne), effets constatés sur deux générations (voir encadré ci-dessous).

CAFÉINE ET GROSSESSE

Cette étude[31] a été réalisée suite à des inquiétudes concernant des changements de comportements chez les adultes ayant été exposés à la caféine pendant la grossesse ou juste après leur naissance.

Elle montre que des souris en gestation auxquelles ont été données des doses modestes de caféine (0,3 g/ml d'eau) donnaient naissance à des petits qui, une fois adultes, étaient beau-

30. Higdon J.-V., Frei B., « Coffee and health: a review of recent human research », *op. cit.*

31. Björklund O., Kahlström J., Salmi P., Bertil B. Fredholm, *Perinatal Caffeine, Acting on Maternal Adenosine A1 Receptors, Causes Long-Lasting Behavioral Changes in Mouse Offspring*, Department of Physiology and Pharmacology, Karolinska Institute, Stockholm- PLoS One, décembre 2008.

coup plus actifs que leurs congénères non exposés à la caféine. Cette progéniture était également beaucoup plus sensible à la cocaïne.

L'étude conclue que ces altérations du comportement et de sensibilité à la cocaïne sont liées à la consommation par la mère de caféine (inhibition du récepteur A1 à adénosine) et non aux effets de la caféine sur le fœtus. Ces effets se manifestent à la deuxième génération.

Les enfants

Les enfants sont identifiées comme des populations « à risque » dans de nombreuses études. Selon l'étude « Effets de la caféine sur la santé humaine »[32], un enfant ne devrait pas consommer plus de 2,5 mg par jour et par kilo de poids. Pour un enfant de 10 ans, par exemple, la dose maximale de caféine est dépassée à partir d'un peu plus de 2 canettes de soda au cola par jour. De plus en plus de médecins commencent à faire le lien entre le nombre croissant d'enfants identifiés comme hyperactifs ou surexcités et la consommation de produits caféinés (notamment sodas).

Personnes sous certains traitements médicamenteux

Il faut éviter de consommer de la caféine lors d'un traitement comprenant certains antibiotiques comme l'énoxacine, la ciprofloxacine et la norfloxacine, utilisés notamment pour traiter des infections urinaires (cystites), ainsi qu'avec la théophylline, un anti-asthmatique qui a les mêmes effets que la caféine.

Ces antibiotiques gênent l'élimination de la caféine et peuvent donc conduire à un surdosage en caféine, ou à une addition d'ef-

32. Nawrot P., Jordan S., Eastwood J., Rotstein J., Hugenholtz A., Feeley M., « Effects of caffeine on human health », *Food Additives and Contaminants,* 2003.

fets indésirables, pour la théophylline. L'excès de caféine se traduit par une excitation, des palpitations, des tremblements, des sueurs, voire des hallucinations. Il est conseillé d'éviter la consommation de café, thé, ou soda contenant de la caféine pendant la durée du traitement antibiotique ou de la réduire notablement si l'asthme est traité par un médicament à base de théophylline[33].

Les produits contenant de la caféine ne doivent jamais être pris avec des plantes contenant des substances stimulantes proches des amphétamines, tel que l'éphédra (*Ephedra sinica*, qui contient de l'éphédrine) ou l'orange amère (*Citrus aurantium* ou bigaradier, qui contient de la synéphrine), en raison d'une augmentation du risque d'accident vasculaire (infarctus du myocarde).

La caféine augmente également l'absorption de l'aspirine et du paracétamol et peut augmenter l'action des médicaments et des plantes aux propriétés anticoagulantes.

Enfin, la caféine peut diminuer l'efficacité de certains médicaments antiacides (contre les brûlures d'estomac), de l'acide alendronique (une substance utilisée contre l'ostéoporose) et de la clozapine (une substance antipsychotique).

Les personnes présentant certains troubles

La consommation de caféine sera déconseillée dans les cas suivants :

- **Troubles du rythme cardiaque.** En cas d'arythmie cardiaque, il est conseillé de ne pas consommer de caféine sans en avoir discuté avec un médecin au préalable.

33. Agence nationale de sécurité du médicament et des produits de santé, www.ansm.sante.fr

- **Reflux gastro-œsophagien.** Les aliments riches en méthylxanthines, comme le café, le chocolat, le thé ou le cola, augmentent le problème de reflux car ils ont tendance à diminuer la force du sphincter qui empêche le contenu de l'estomac – dont les sucs gastriques – de remonter dans l'œsophage.

- **Ulcère à l'estomac.** La caféine, comme le tabac, excite la sécrétion d'acide dans l'estomac. Il est donc impératif d'arrêter toute consommation de café en cas d'ulcère à l'estomac.

- **Syndrome de l'intestin irritable.** Le café accélère le transit intestinal et peut entraîner une inflammation de la paroi intestinale. Les personnes souffrant de troubles du transit peuvent les voir s'aggraver avec la consommation de caféine.

- **Anémie.** L'une des causes principales de l'anémie (manque d'hémoglobine dans les globules rouges) est la carence en fer dans l'organisme. Or, l'acide chlorogénique, le principal composé phénolique du café, serait un puissant inhibiteur de l'absorption intestinale du fer non hémique, c'est-à-dire le fer présent dans les produits végétaux. La quantité de composés phénoliques contenue dans une tasse de café soluble (instantané) diminuerait l'absorption du fer de 60 à 90 %[34]. Chez les personnes manquant de fer, comme les femmes qui ont des règles abondantes ou les personnes âgées, la consommation de caféine risque donc d'augmenter les risques ou d'accentuer l'anémie.

- **Crises d'anxiété.** La caféine est une substance psycho-active, qui agit directement sur le cerveau. En cas de prédisposition à l'an-

---

34. Hurrell R.-F., Reddy M., Cook J.-D. « Inhibition of non-haem iron absorption in man by polyphenolic-containing beverages », *Br J Nutr.*, 1999.

xiété, une consommation importante peut majorer cette anxiété voire déclencher des « crises panique ».

B - POPULATIONS DEVANT LIMITER LEUR CONSOMMATION DE CAFÉINE

Femmes ayant une contraception orale

« Chez la femme ayant une contraception orale, la caféine s'élimine deux fois plus lentement, si bien que les effets sont d'autant prolongés, de 6 à 10 heures »[35]. Des précautions particulières sont donc à observer.

Les fumeurs

La caféine favorise la dépendance à la nicotine du tabac.

Personnes avec de l'hypertension, personnes âgées

Les personnes ayant de l'hypertension et les personnes âgées seraient également plus sensibles aux effets négatifs de la caféine[36].

Personnes atteintes de dépression ou ayant des antécédents dépressifs

« Pour les personnes atteintes de dépression ou ayant des antécédents dépressifs, il convient de limiter la consommation à une tasse quotidienne afin d'éviter toute interaction entre caféine et dépression. »[37]

35. Dr Senninger Franck, *Les Incroyables vertus du café*, Éditions Jouvence, 2011.
36. Higdon J.-V., Frei B., « Coffee and health: a review of recent human research », *op. cit.*
37. Dr Senninger Franck, *Les Incroyables vertus du café, op. cit.*

Personnes avec une sensibilité à la caféine

La sensibilité à la caféine varie d'un individu à un autre. Ainsi, les risques associés à la consommation de caféine seront différents en fonction de la sensibilité de chacun.

Les troubles associés à une consommation excessive de caféine (nervosité, tachycardie, etc.) vont apparaître pour la majorité des personnes à partir de 4 tasses de café par jour. Cependant, pour certaines personnes, ces symptômes apparaissent dès la première tasse. Dans ce cas, il est fortement conseillé d'éviter de consommer toute forme de caféine.

Les conditions médicales peuvent également fortement affecter la sensibilité à la caféine. Ainsi, les personnes souffrant d'anxiété, d'arythmie cardiaque, d'hypertension, de diabète ainsi que les personnes sous médication doivent être extrêmement vigilantes sur leur consommation de caféine.

SPORT ET BOISSONS ÉNERGISANTES

> Recommandations de la Société Française de Nutrition du Sport sur la consommation de boissons énergisantes chez le sportif : « La supplémentation en caféine n'est pas recommandée chez le sportif et les aliments de consommation courante contenant naturellement de la caféine doivent être manipulés avec une certaine prudence en prenant en compte la sensibilité de l'individu. Certains sujets ressentent des effets indésirables dès 100 mg à 160 mg de caféine soit l'équivalent de 2 canettes de boissons énergisantes ou de deux tasses de café. »[38]

38. Faculté de Médecine de la Pitié Salpêtrière, *Recommandations de la Société Française de Nutrition du Sport sur la consommation de boissons énergisantes chez*

2 - LE CAFÉ, QUOI EN PENSER ?

Certaines études suggèrent qu'une consommation de 3 à 4 tasses de café est sans risque pour la majorité des adultes en bonne santé. D'autres vont même plus loin en montrant une corrélation entre la consommation de café et une amélioration de la santé et/ou une prévention de certaines maladies. Cependant, la majorité de ces études reconnaissent qu'elles ne sauraient démontrer que le café est LA source des bienfaits constatés.

A - LES PRINCIPALES VERTUS ATTRIBUÉES AU CAFÉ

Vous trouverez ci-dessous un résumé des effets positifs le plus souvent mis en avant (lorsqu'on reste dans le cadre d'une consommation raisonnable).

Le café : source d'antioxydants

Le café est surtout consommé pour son effet stimulant. Or, il ne contient pas que de la caféine mais aussi des antioxydants.

Selon une étude réalisée en 2003 auprès de 5 400 foyers espagnols sur l'apport en antioxydants des boissons[39], le café arrive en tête, suivi par le vin rouge, les jus de fruits, la bière, le thé et le lait.

Ces résultats furent confirmés par une autre étude publiée en 2004[40] : le café, le vin et les légumes étaient les sources les plus

---

le sportif, juin 2008.

39. Pulido R., Hernandez-Garcia M., Saura-Calixto F., « Contribution of beverages to the intake of lipophilic and hydrophilic antioxidants in the Spanish diet », *European Journal of Clinical Nutrition*, 2003.

40. Svilaas A., Kaur Sakhi A., Frost Andersen L., Svilaas T., Ström E. C., David R. Jacobs Jr, Ose L., Blomhoff R., « Intakes of Antioxidants in Coffee, Wine, and Vegetables Are Correlated with Plasma Carotenoids in Human », *The Journal of Nutrition*, 2004.

importantes de zéaxanthine, de β-carotène et d'β-carotène. L'aliment identifié comme contribuant le plus à l'apport d'antioxydants dans l'alimentation était… le café.

Le café pourrait diminuer le risque de diabète de type 2

Une analyse[41] a été réalisée à partir des résultats de 18 études (totalisant 457 922 participants) sur la relation entre consommation de café et diabète de type 2. Cette analyse met en évidence une corrélation inverse entre consommation de café et risque de diabète : chaque tasse de café supplémentaire bue quotidiennement serait associée à une réduction de 7 % du risque de diabète. Les consommateurs de 3-4 tasses de café par jour auraient un risque de 24 % moindre de développer un diabète de type 2.

Cependant, les auteurs indiquent que ces résultats nécessitent plus d'investigations afin de confirmer le rôle protecteur du café. Certaines des études ayant été réalisées sur de petits échantillons, les résultats pourraient en effet surestimer l'importance de l'impact du café.

Les consommateurs de café auraient un risque plus faible de développer la maladie d'Alzheimer

Un article[42] montre que la consommation de 3 à 5 tasses de café par jour en milieu de vie serait associée à un risque moindre de 65 % de développer démence ou maladie d'Alzheimer en fin de vie.

41. Huxley R., Lee C.-M., Barzi F., Timmermeister L., Czenichow S., Perkovic V., Grobbee D.-E., Batty D., Woodward M., « Coffee, decaffeinated coffee, and tea consumption in relation to incident type 2 diabetes mellitus: a systematic review with meta-analysis », *Archives of Internal Medicine*, 2009.
42. Eskelinen Marjo H., Kivipelto M., « Caffeine as a Protective Factor in Dementia and Alzheimer's Disease », *Journal of Alzheimer's Disease*, 2010.

Les auteurs de cette publication soulignent que la majorité des études soutiennent la théorie selon laquelle le café aurait des effets favorables contre le déclin cognitif, la démence et la maladie d'Alzheimer. Les effets du thé seraient plus discutables.

Cet effet préventif pourrait être causé par la caféine et/ou d'autres mécanismes impliquant les antioxydants présents dans le café et la sensibilité augmentée à l'insuline.

Le café pourrait réduire le risque de maladie de Parkinson

Une méta-analyse[43] a mis en évidence que les personnes buvant 3 tasses de café par jour avaient 29 % de risque en moins de développer la maladie de Parkinson. Augmenter sa consommation de café à 5 tasses par jour n'offrirait aucun bénéfice additionnel. Cette méta-analyse incluait 13 articles sur le café totalisant 901 764 participants, 8 articles sur le thé totalisant 344 895 participants et 7 articles sur la caféine totalisant 492 724 participants.

D'autres études vont dans le même sens et semblent démontrer une action protectrice de la caféine à l'encontre de la maladie de Parkinson.

Le café permettrait de prévenir certaines pathologies du foie

Selon certaines études, les consommateurs de café auraient un risque moins important de développer une cirrhose. Deux études montrent notamment l'effet protecteur du café contre les cirrhoses (alcooliques et non alcooliques) :

43. Qi H., Li S., « Dose-response meta-analysis on coffee, tea and caffeine consumption with risk of Parkinson's disease », *Geriatrics and Gerontology International*, avril 2014.

- La première étude[44] s'appuie sur les données recueillies entre 1994 et 1998 auprès de patients admis dans 19 hôpitaux et pour lesquels on a diagnostiqué une cirrhose. Au total, 458 cas ont été étudiés. L'analyse réalisée a mis en évidence un lien entre un risque décroissant de cirrhose et une consommation croissante de café. Les résultats de cette analyse supportent l'hypothèse que le café pourrait inhiber le développement de cirrhose (alcoolique et non alcoolique).

- La seconde étude[45] réalisée en 2003 en Norvège, confirme également l'existence d'une relation inverse entre la consommation de café et le risque de cirrhose (alcoolique et non alcoolique).

Le café ne serait donc pas nécessairement un « poison » à exclure complètement. Un café de qualité, bio et consommé raisonnablement reste envisageable pour les personnes ne présentant aucune contre-indication.

B - RECOMMANDATIONS POUR UNE CONSOMMATION « SANS RISQUE » DE CAFÉ

Si vous avez du mal à vous passer de café malgré les conseils prodigués dans ce livre, les quelques principes ci-dessous devraient vous permettre d'en éviter les inconvénients. Certaines populations s'abstiendront de toute consommation ou seront particulièrement vigilantes sur leur consommation (voir chapitre précédent).

44. Corrao G., Zambon A., Bagnardi V., d'Amicis A., Klatsky A., Collaborative SIDECIR GROUP, « Coffee, Caffeine, and the Risk of Liver Cirrhosis », *Annals of Epidemiology*, 2001.
45. Tverdal A., Skurtveit S., « Coffee Intake and Mortality from Liver Cirrhosis », *Annals of Epidemiology*, 2003.

CONSOMMEZ UN CAFÉ DE QUALITÉ

- **faites-vous plaisir en choisissant des « specialty coffees »** qui garantissent des arômes d'exception et des méthodes artisanales de récolte. Vous les trouverez chez les torréfacteurs artisanaux. Évitez les cafés « industriels » que l'on trouve en grandes surfaces

- **consommez du café biologique.** Comme tout aliment que nous ingérons, il est primordial de privilégier un produit biologique afin d'éviter de consommer des pesticides nocifs pour la santé que notre corps a du mal à éliminer.

- **consommez du café issu du commerce équitable.** Ce principe est important dans une approche naturopathique prenant en considération l'écosystème dans lequel nous vivons. Le commerce équitable fait appel, par définition, à une agriculture peu ou pas industrialisée (ce qui permet une pollution moindre), et garantit des conditions de travail acceptables pour les ouvriers agricoles dans les pays producteurs. Il répond également à un cahier des charges strict – ce qui permet de garantir une qualité stable du café. Quelques exemples de labels à privilégier : rainforest, fairtrade, bird friendly, utz certified, certified biodynamic.

- **Préférez le café arabica (moins « caféiné ») que le robusta.**

- **Conservez le café au frais dans une boîte hermétique** afin d'éviter que votre café ne s'oxyde et ne perde tout intérêt nutritionnel.

- **Utilisez de l'eau pure et non javellisée**… donc au minimum une eau filtrée.

- **Évitez le café décaféiné** qui a souvent subi un traitement chimique (les méthodes les plus courantes ont recours à des solvants) et est donc porteur d'additifs nocifs pour notre corps (voir page suivante). Si vous souhaitez consommer du décaféiné, choisissez un café décaféiné selon la méthode Swiss Process qui n'utilise aucun produit chimique ou solvant (l'extraction de la caféine dans de l'eau se fait selon le principe de l'osmose).

- **Ne consommez pas de café en capsules** (voir page 68). Même si certains plaident le fait que les quantités de furanes présentes dans ces capsules n'ont pas été prouvées comme suffisantes pour être cancérigènes, on ne saurait trop recommander le principe de précaution !

- **Restez dans une consommation de MAXIMUM 3 tasses de café par jour (2 pour les femmes)** (voire moins si vous êtes sensible à la caféine). La « dose acceptable » de caféine par jour dépend de la constitution de la personne, de la force du café, des pathologies éventuelles, de la consommation ou non de cigarettes ou d'autres boissons contenant de la caféine. Certaines personnes ont le cœur qui s'accélère dès la première tasse…

- **Ne sucrez pas votre café**. Plutôt que de masquer « l'amertume » de votre café avec du sucre, préférez un café de qualité qui vous évitera d'augmenter votre consommation de sucre – consommation qui peut accentuer le « coup de barre » dès que les effets de la caféine s'atténueront et qui est également acidifiante.

- **Savourez votre café et buvez-le en conscience**… ce qui réduira l'envie et le besoin d'en consommer un autre rapidement.

- **Hydratez-vous bien en buvant une eau de qualité**. La caféine a une action diurétique. Il est donc très important de boire une eau de qualité afin de compenser cette perte hydrique et de prévenir toute déshydratation. Un café = un verre d'eau au minimum.

COMMENT OBTIENT-ON UN CAFÉ DÉCAFÉINÉ ?[46]

Le traitement du café s'effectue sur le café vert en grains, avant la torréfaction. L'objectif est d'obtenir un café torréfié en grains dont la teneur en caféine est égale ou inférieure à 0,1%.

Il existe 3 grandes méthodes de décaféination :

• *une extraction par un solvant organique* (le plus souvent chlorure de méthylène ou acétate d'éthyle). Dans cette méthode, un solvant est versé sur les grains de café gorgés d'eau pour en extraire la caféine. Le mélange eau, solvant et caféine est ensuite évacué, puis les grains sont passés à la vapeur d'eau pour enlever les traces de solvant et séchés avant d'être torréfiés. Cette méthode utilisée pendant des années tend aujourd'hui à être remplacée par les deux autres méthodes pour des raisons de santé (traces résiduelles de solvant) et d'impact sur l'environnement.

• *une extraction par CO2 liquide ou supercritique.* L'emploi de C02 supercritique (c'est-à-dire entre la phase liquide et la phase gazeuse) se fait à très haute pression. Le gaz, devenu liquide grâce à une forte pressurisation, dissout la caféine. Puis on diminue la pression, le gaz redevient donc volatile et s'évapore. Un filtre de charbon actif permet de récupérer la caféine. Cette méthode est la plus coûteuse et n'est rentable qu'à grande échelle.

• *une extraction à l'eau.* Les grains de café verts sont abondamment rincés à l'eau chaude qui dissout la caféine. L'inconvénient est que l'eau ne dissout pas uniquement la caféine mais également d'autres composants du café. On utilise des filtres de charbon actif pour retenir les molécules de caféine. L'eau débarrassée de la caféine est reversée sur les grains de café afin que ces derniers récupèrent en partie leurs composants aromatiques. Cette méthode présente le risque de dénaturer le goût du café.

---

46. Dr Senninger Franck, *Les Incroyables vertus du café*, *op. cit.*

LE CAFÉ EN CAPSULES

Selon une étude espagnole, publiée dans le *Journal Food Chemistry*[47], le café en capsules contiendrait presque deux fois plus de furane que le café en poudre. Le furane, potentiellement cancérigène, est produit lors du chauffage de substances végétales. En raison de sa volatilité, la majeure partie de ce furane s'évapore dans l'atmosphère dès sa formation quand on cuit des aliments. Cependant, la technique de préparation du café en capsule empêche l'évaporation du furane. « Ce n'est pas la même chose de préparer un café dans une cafetière traditionnelle que dans une cafetière à expresso ou à capsules, car celle-ci conduit à des niveaux de furane différents », explique Javier Santos, professeur à l'université de Barcelone, principal auteur de l'étude. « La raison de ces taux plus élevés est liée au fait que les capsules hermétiquement fermées empêchent le furane, substance hautement volatile, de s'échapper. Alors que les machines à café employées pour brasser le café utilisent de l'eau chaude à haute pression, qui conduit le composé à être extrait de la boisson », explique le chercheur. Plus le café passe de temps à l'air libre, moins il contient de furane. Selon les auteurs, il faudrait consommer plus de 20 cafés en capsules par 24 heures pour arriver à une dose nocive.

47. Citée par *Le Parisien* le 19 avril 2011.

3 - QUID DES AUTRES SOURCES DE CAFÉINE ? INTÉRÊTS ET PRÉCAUTIONS DU THÉ, CHOCOLAT, GUARANA ET MATÉ

A - LE THÉ

Le thé vert et le thé noir sont tous les deux fabriqués à partir des jeunes pousses de l'arbuste *Camellia Sinensis*. La différence entre ces deux types de thés provient du mode de fabrication utilisé. C'est le mode de fabrication qui explique également les compositions chimiques très différentes entre thés verts et thés noirs.

Les **thés verts** sont ceux qui subissent le moins de transformation. Une fois récoltées, les feuilles fraîches de thé sont torréfiées quelques secondes à la vapeur afin d'inactiver les enzymes responsables du processus de fermentation (oxydation). Les feuilles de thé gardent ainsi leur couleur verte originelle et un maximum des qualités nutritionnelles des feuilles fraîches.

Pour produire du **thé noir**, on laisse au contraire agir le processus de fermentation (oxydation). Les feuilles de thé vont se flétrir, s'oxyder sous l'effet des polyphénols oxydases (enzymes). C'est également lors de ce processus de fermentation que sont produits les théaflavines, pigments noirs donnant sa couleur particulière à ce type de thé. La torréfaction permettant d'arrêter le processus de fermentation n'intervient qu'à la fin de la fabrication. Lors du processus de fermentation, les polyphénols naturellement présents dans les feuilles de thé fraîches ont été oxydés et le thé a ainsi perdu ses vertus antioxydantes.

Les thés oolong, moins connus, sont des thés semi-fermentés. Le mode de fabrication est le même que pour les thés noirs mais avec une étape de fermentation moins longue. Il s'agit en quelque sorte d'intermédiaires entre les thés verts et les thés noirs.

Le rooibos, aussi connu sous la dénomination de « thé rouge », est fabriqué à partir des feuilles et des tiges d'un arbuste qu'on trouve dans la région du Cap en Afrique du Sud. Il s'agit en réalité d'une infusion de couleur rougeâtre au goût sucré et fruité et non d'un thé. Appeler cette boisson « thé » est donc un abus de langage. L'intérêt du rooibos réside dans sa richesse en antioxydants ainsi que dans l'absence complète de caféine. Le rooibos ne renferme également aucun tannin – ce qui explique son goût doux et sucré. Afin de conserver un maximum de ses vertus antioxydantes, on produit également un rooibos vert, non fermenté, qui n'aura pas la même douceur mais sera plus riche en antioxydants que le rooibos rouge. Le rooibos est à privilégier sur tout type de thé pour les personnes devant exclure ou réduire leur consommation de caféine.

Le thé vert est une boisson sans risque, voire bénéfique de par ses vertus antioxydantes. Un tiers du poids des feuilles de thé est constitué d'une classe de polyphénols[48] – les catéchines (aussi nommés flavonoïdes) – reconnus pour leurs vertus antioxydantes protectrices des dégâts du vieillissement et de nombreuses maladies chroniques (cancers, maladies cardio-vasculaires, etc.). La richesse en catéchines d'une tasse de thé vert dépend de nombreux facteurs dont le lieu de culture (les thés verts japonais seraient plus riches

48. Dr Denis Gingras, Dr Richard Béliveau, *Les Aliments contre le cancer*, Le Livre de Poche, 2012.

que les thés verts chinois), les procédés de fabrication (privilégier des thés bios et éviter les thés en sachets) ainsi que le temps d'infusion (afin d'extraire un maximum de polyphénols, un temps d'infusion minimum de 5 minutes est recommandé). Enfin, boire du thé vert fraîchement infusé permet de profiter au maximum de ces propriétés.

Le thé vert et le thé noir contiennent tous les deux de la caféine mais dans une moindre proportion que le café (il y a de 2 à 7 fois moins de caféine dans une tasse de thé que dans une tasse de café). Les thés verts sont ceux qui en contiennent le moins : la teneur en caféine est environ deux fois moindre dans les thés verts que dans les thés noirs. De plus, comme nous l'avons dit plus haut, la présence de tanins dans le thé vert empêche que la caféine soit libérée trop rapidement dans le sang : les tanins, en se liant à la caféine, ralentissent son assimilation. À cela s'ajoute la présence de L-théanine dans le thé vert : il s'agit d'un acide aminé favorisant la relaxation et la récupération qui explique l'effet dynamisant en douceur du thé vert. Le thé vert est donc à privilégier par rapport au café mais aussi au thé noir. La caféine du thé noir est moins excitante que celle du café, mais le reste toutefois plus que celle du thé vert.

Il est également possible de réduire le taux de caféine en jetant la première eau d'infusion et en faisant infuser à nouveau. La caféine est libérée en premier lors de l'infusion : après 2 minutes d'infusion, la moitié de la caféine aura été éliminée[49].

49. Souccar Thierry, Houlbert Angélique, *La Meilleure façon de manger*, Thierry Souccar Éditions, 2015.

Enfin, sachez que contrairement au café, la caféine du thé vert ne crée pas d'accoutumance ou de sensations de manque.

Précautions d'emploi

Les personnes carencées en fer ou sensibles à la caféine seront cependant vigilantes sur leur consommation.

Il faut également garder à l'esprit que le thé – même vert – ne remplace pas l'eau et en outre a des vertus diurétiques ! Il faut boire un volume d'eau fraîche et de qualité pour chaque volume de thé et plus encore pour les personnes sensibles à la caféine.

B - LE CHOCOLAT

On peut consommer 1 à 2 carrés de chocolat noir de temps en temps s'il est composé à plus de 75 % de cacao. Ces chocolats sont plus forts en caféine, mais on les privilégiera pour trois raisons :

- plus le chocolat est fort en cacao, moins la consommation est importante (la sensation de satiété étant plus rapidement atteinte) ;

- plus le chocolat est fort en cacao, moins la proportion de sucre et de graisses est importante ;

- plus le chocolat est fort en cacao, plus on bénéficie des qualités nutritionnelles du cacao (magnésium et antioxydants notamment).

Le chocolat cru, et donc non torréfié, est particulièrement intéressant pour bénéficier de l'ensemble des nutriments du cacao. Si vous n'avez pas encore essayé, n'hésitez plus !

Précautions d'emploi

Le chocolat contient de l'acide oxalique, ce qui le rend contre-indiqué en cas de calculs rénaux.

C - LE GUARANA

Le guarana présente l'avantage d'avoir les vertus dynamisantes de la caféine sans certains inconvénients du café. « Supérieur au café de par ses apports conjoints de tanins et saponines (9 à 14 %), le guarana libère ses stimulants bien plus lentement, évitant les chocs neuropsychiques ou cardiaques bien connus après la prise d'un café fort. L'action "retard" estimée s'étale sur 5 à 6 heures (contre quelques minutes à 3 heures pour le café) »[50]

Une étude[51] montre une amélioration cognitive suite à la prise de 75 mg de guarana, effets qui ne seraient pas dus à la seule caféine.

En provoquant une stimulation générale de l'organisme, le guarana donne vitalité et sensation de bien-être, aiguise l'esprit, sans exciter ni altérer le rythme normal du cœur. Sa consommation pourra donc être intéressante en cures en cas de fatigue physique et intellectuelle, de situation de stress ou en accompagnement d'un régime hypocalorique (le guarana diminue légèrement la sensation de faim).

Précautions d'emploi

On évitera la prise après 15 ou 16 heures afin de ne pas perturber le sommeil.

50. Kieffer Daniel, *Encyclopédie de revitalisation naturelle, op. cit.*
51. Haskell C.-F., Kennedy D.-O., Wesnes K.-A., Milne A.-L., Scholey A.-B., « A double-blind, placebo-controlled, multi-dose evaluation of the acute behavioural effects of guaraná in humans », *Journal of psychopharmacology* (Oxford) 2007.

Comme tout produit actif, sa consommation se fera par cures et restera limitée dans le temps sans dépasser les doses conseillées par les laboratoires.

Les effets secondaires possibles de prise de guarana sont similaires à ceux du café ou du thé : problèmes gastriques, anxiété, arythmie, etc. Dès que ces troubles apparaissent, il est conseillé d'arrêter la consommation.

Le guarana est déconseillé :

- aux femmes enceintes ou allaitantes et aux jeunes enfants par mesure de précaution
- aux personnes hypertendues ou ayant de l'arythmie
- aux personnes avec de l'hyperthyroïdie
- aux personnes avec des problèmes gastriques (de par la concentration tanique)
- aux personnes sujettes à une hypersensibilité au principe actif de la plante, la guaranine
- aux personnes prenant certaines classes de médicaments, comme les inhibiteurs de monoamine oxydase (antidépresseurs).

D - LE MATÉ

Le maté sera bénéfique dans les cas d'asthénies, de convalescences ou de surmenage. Il va stimuler le système nerveux sans présenter les inconvénients du thé ou du café. Il est également stomachique et va soutenir l'estomac dans son bon fonctionnement. Son action diurétique est aussi reconnue.[52]

Le maté est également intéressant en accompagnement d'un régime amincissant car il donne de l'énergie. Le maté est en effet traditionnellement utilisé pour accompagner la perte de poids[53]. Un ensemble de données scientifiques sous-tendent cet usage : il a été montré *in vitro* que l'extrait de maté inhibait l'activité de la lipase pancréatique, cela ayant pour conséquence de diminuer l'absorption des graisses. Une étude chez la souris a montré que l'administration d'extrait de maté limitait la prise de poids lorsque ces animaux étaient soumis à un régime riche en lipides. Enfin, dans une autre étude auprès de souris obèses, il a été constaté que l'extrait de maté présentait une potentielle activité « antiobésité » : après 12 semaines d'un régime riche en graisses, il a été observé chez les souris ayant reçu un extrait de maté (1 g/kg) une moindre prise de poids et un retour à la normale des concentrations de cholestérol, triglycérides et LDL-cholestérol.[54]

Plus d'une dizaine d'études ont mis en évidence les propriétés antioxydantes d'extrait de maté, aussi bien *in vitro* qu'*in vivo*. En

52. Dr Valnet, *La Phytothérapie, se soigner par les plantes*, Le Livre de Poche, 2001.
53. Bracesno N. *et al.* « Recent advances on Ilex paraguariensis research: minireview », *J. Ethnopharmacol*, 2011.
54. Institut Européen des Substances Végétales, Le maté.

stimulant la péroxydase, le maté serait capable de désactiver les radicaux libres et d'inhiber l'oxydation des LDL (« le bon cholestérol »), de protéger les protéines de la nitration (forme d'oxydation) et les cellules contre des agents oxydants. Les composés polyphénoliques (l'acide ursolique), les acides oléanolique et chlorogénique ainsi que la caféine sont responsables de ces effets.[55]

Le maté accompagne aussi bien les cures de détoxification de par sa richesse en chlorophylle et ses principes lipolytiques que les cures de revitalisation de par ses vertus stimulantes, sa richesse en magnésium, potassium et fer.[56]

Précautions d'emploi

On déconseillera le maté aux personnes souffrant d'hypertension artérielle, d'insomnies ou d'autres troubles nerveux.

Compte tenu du manque d'informations sur les effets du maté pendant la grossesse et l'allaitement, l'Agence européenne du médicament déconseille son usage chez les femmes enceintes et allaitantes, chez les enfants et les adolescents de moins de 18 ans.

Sa consommation est à surveiller chez les gros consommateurs de boissons riches en caféine.

Son association est fortement déconseillée avec une autre plante, l'éphédra, ou avec les médicaments contenant de l'éphédrine.

55. *Ibid.*
56. Kieffer Daniel, *Encyclopédie de revitalisation naturelle, op. cit.*

4 - COMMENT RÉUSSIR À VOUS PASSER DE CAFÉINE

Lorsque vous aurez supprimé la caféine de votre quotidien, vous vous sentirez sans doute fatigué pendant quelques jours. Certains symptômes de sevrage (maux de tête, fatigue notamment) peuvent même apparaître – ils témoignent de votre niveau d'addiction. Mais après ces quelques jours de désagréments et en appliquant les conseils présentés dans la troisième partie de cet ouvrage, vous regagnerez en énergie.

Quelques conseils pour supprimer la caféine de votre quotidien :

- Commencez un week-end ou pendant des vacances, à un moment où vous n'êtes pas stressé(e) et où vous pouvez vous reposer.

- Diminuez votre dose quotidienne progressivement. Commencez par diminuer votre dose de moitié et observez les effets. Une fois que votre corps s'est habitué, diminuez encore de moitié jusqu'à supprimer complètement toute source de caféine de votre quotidien.

- Buvez beaucoup d'eau afin de permettre à votre corps de se nettoyer et d'éliminer toute trace de caféine. Notre corps est composé à 70 % d'eau (environ 80 % à la naissance, 65 % chez les personnes âgées). Elle permet la plupart des échanges cellulaires, de véhiculer les nutriments et d'emporter les déchets du métabolisme. En moyenne, on devrait boire environ 1 litre d'eau par jour mais cela peut être plus en cas de température élevée ou d'activité physique. Idéalement, il faut boire de petites quantités d'eau tout au long de la journée, de préférence en dehors des repas.

Il faut également privilégier des eaux peu minéralisées pour un bon drainage, une bonne élimination et éviter de surcharger les reins. Lors de mes études en naturopathie, mes professeurs ne cessaient de nous répéter : « L'eau est plus intéressante par ce qu'elle emporte que par ce qu'elle apporte ». Les minéraux contenus dans les eaux sont faiblement assimilables et seront éliminés par les reins, au risque de les fatiguer à long terme. Il faut donc boire une eau peu minéralisée. Vous aurez cette information en regardant la mention obligatoire « résidus à sec à 180° » présente sur les étiquettes des bouteilles d'eau. Choisissez une eau avec une valeur inférieure à 200 mg/l. Les eaux répondant à ce critère sont notamment Montcalm, Montroucous, Rosée de la Reine, Volcania, Volvic.

- Remplacez le café par :

  > des tisanes « épicées » pour leur effet « booster » et énergisant. La marque Yogi Tea propose par exemple des infusions ayurvédiques contenant des synergies d'épices très intéressantes ;

  > de la chicorée ou des succédanés de café aux céréales et fruits torréfiés pour retrouver « un peu » le goût du café. Vous trouverez un large choix en magasin bio.

- Faites une cure de vitamine C afin de soutenir votre niveau d'énergie et pour bénéficier de ses vertus antioxydantes. La nature offre de nombreuses sources de vitamine C naturelle. Privilégiez l'acérola, le cynorrhodon ou l'argousier.

- En cas de maux de tête, massez-vous les tempes avec de l'huile essentielle de menthe poivrée (*mentha piperita*) en faisant bien attention à ne pas en mettre dans les yeux et en prenant soin de bien vous laver les mains après application (voir le chapitre sur les huiles essentielles pour les précautions d'utilisation).

CHAPITRE III

Les règles de base d'une énergie durable

Comme nous l'avons vu, la caféine ne fait que donner un boost momentané d'énergie qui n'est pas sans effet secondaire si on en abuse. Le manque d'énergie et la fatigue viennent souvent d'un déséquilibre dans notre hygiène de vie. Ce déséquilibre peut être dû à des excès (excès de certains aliments nocifs pour la santé, surmenage physique ou intellectuel) et/ou des carences (carences alimentaires en macro et micro nutriments, quantité ou qualité insuffisante de sommeil et de repos, manque de lumière ou de contact avec la nature).

Plutôt que de masquer une baisse de tonus ou une fatigue en ayant recours à des excitants, il est important de mettre en place une hygiène de vie soutenant la vitalité pour maintenir une énergie de qualité sur le long terme.

1 - ADOPTER UNE ALIMENTATION QUI SOUTIENNE LA VITALITÉ

Une alimentation saine est la clé pour prévenir les problèmes de santé et optimiser la vitalité. L'alimentation apporte l'énergie et les nutriments (protéines, glucides, lipides, eau, vitamines et minéraux) dont notre organisme a besoin pour fonctionner.

Or, si la qualité ou la quantité des aliments que nous ingérons ne sont pas au rendez-vous, une fatigue ainsi que des dysfonctionnements de notre organisme vont apparaître, pouvant aboutir à des problèmes de santé.

A - VEILLEZ À UN BON APPORT DE PROTÉINES

Les protéines représentent environ 20 % du poids de notre corps. Elles sont considérées comme les briques qui constituent notre organisme : on parle du rôle de structure des protéines. On les trouve partout : dans la peau, les muscles, les tendons, les os, les organes, etc. Elles interviennent également dans l'ensemble des fonctions du corps : enzymes, hormones, anticorps, etc. sont des protéines.

Les constituants des protéines sont les acides aminés. Il en existe une vingtaine dont huit considérés comme essentiels car le corps ne sait pas les synthétiser. Ces huit acides aminés essentiels (isoleucine, leucine, valine, lysine, thréonine, méthionine, phénylalanine, tryptophane) doivent être apportés par l'alimentation. Deux acides aminés supplémentaires sont essentiels pour les enfants : l'arginine et l'histidine. Les protéines étant les constituants de notre corps et intervenant dans toutes ses fonctions, toute carence en un acide aminé essentiel entraînera des troubles importants.

Les sources de protéines peuvent être :

- animales : viandes, poissons et sous-produits animaux (œufs, fromages, lait)

- végétales : légumineuses (haricots, lentilles, pois chiches, fèves, pois cassés, etc.), céréales (riz, blé, avoine, millet, orge, seigle, petit épeautre, épeautre, kamut, etc.), oléagineux (amandes, noix, noisettes, noix du Brésil, noix de cajou, etc.), graines (quinoa, sarrasin, fonio) et algues.

Toutes les sources de protéines ne sont pas équivalentes. Certaines vont apporter l'ensemble des acides aminés essentiels : il s'agit des protéines animales. D'autres vont apporter certains acides aminés essentiels mais être carencés en d'autres : c'est le cas des protéines d'origine végétale. Il est cependant possible, pour un repas sans protéine animale, d'apporter l'ensemble des huit acides aminés : il suffit d'associer céréales (riches en méthionine mais pauvres en lysine) et légumineuses (riches en lysine et pauvres en méthionine).

Les bonnes règles à suivre :

- consommer chaque jour des protéines de qualité en les variant le plus possible :

    > œufs bio, fromages de chèvre ou de brebis bio

    > volaille bio et poisson si vous n'êtes pas végétarien

> association de céréales (2/3) et légumineuses (1/3) pour un apport optimal d'acides aminés essentiels.

- diminuer la consommation de viande au profit des poissons, sous-produits animaux (œufs, fromage) et protéines végétales.

- supprimer ou limiter au maximum la consommation de viande rouge trop riche en graisses saturées et source d'acidose.

B - ÉVITEZ LES MONTAGNES RUSSES DU SUCRE

Nous avons longuement parlé du piège de la caféine qui donne un « boost » provisoire et artificiel d'énergie et de la notion de cercle vicieux de la caféine (une fois les effets de la caféine estompés, le coup de barre ne s'en fait ressortir que plus durement).

Il en va de même avec les glucides à index glycémique rapide (pain blanc, pâtes blanches, pâtisseries, bonbons, etc.). L'index glycémique fait référence à la rapidité à laquelle le glucose va passer dans le sang et ainsi faire augmenter le taux de sucre dans le sang. C'est l'insuline sécrétée par notre pancréas qui va permettre au glucose de pénétrer nos cellules et faire ainsi diminuer le taux de sucre dans le sang. Concrètement, voici ce qui se passe dans le corps après la consommation d'aliments à index glycémique élevé :

1 : le taux de sucre dans le sang augmente fortement et rapidement.

2 : l'insuline est sollicitée afin de faire rentrer le sucre dans les cellules et diminuer le taux de sucre dans le sang.

3 : le taux de sucre présent dans le sang baisse brutalement, pouvant entraîner une hypoglycémie réactionnelle et tous les troubles associés dont baisse d'énergie et « coup de barre ».

Plus l'arrivée de sucre dans le sang sera rapide et forte, plus la sécrétion d'insuline sera importante et plus le risque d'hypoglycémie réactionnelle sera fort.

Ces « mauvais sucres » sont d'autant plus pervers qu'ils suscitent une véritable dépendance non seulement physique mais aussi émotionnelle puisque la saveur sucrée est utilisée pour adoucir les moments difficiles de la vie, rassurer en cas de stress ou cajoler en cas de coup de blues.

La consommation abusive de produits sucrés explique de nombreux problèmes de santé actuels tels que surpoids, flambée des diabètes, voire pathologies cardio-vasculaires ainsi que tous les troubles et pathologies liés à l'acidose (inflammation, éruptions cutanées, calculs, brûlures urinaires, fatigue, irritabilité, etc.).

Les bonnes règles à suivre :

Les glucides font partie, comme les protéines et les lipides, des macronutriments essentiels pour notre organisme. On les trouve sous des formes plus ou moins complexes (monosaccharides, disaccharides et polysaccharides). Leur rôle principal est d'apporter l'énergie dont notre corps a besoin.

Les aliments à privilégier pour un apport en glucides de qualité sont les suivants :

- les fruits frais bio et de saison à consommer en dehors des repas pour une meilleure digestion (idéalement vers 11h et 17h). Vous pouvez leur associer quelques oléagineux comme les amandes afin de ralentir la montée glycémique dans le sang.

- les légumes bio et de saison. Même si leur saveur n'est pas sucrée, tous les légumes contiennent des glucides. Les légumes racines (carottes, betteraves, etc.) sont à consommer de préférence crus car leur cuisson fait augmenter leur index glycémique. Attention en particulier au mode de cuisson pour les pommes de terre : cuites à la vapeur, elles auront un index glycémique de 65 alors qu'en purée, elles auront un index glycémique de 80 et en frites un index glycémique de 95.

- les céréales semi-complètes ou complètes qui ont gardé toute leur qualité nutritionnelle et dont l'apport en fibres va permettre de ralentir la montée de la glycémie dans le sang. Attention à la cuisson : des pâtes très cuites auront un index glycémique plus élevé que des pâtes al dente.

Les glucides à éviter sont les glucides raffinés qui n'ont plus d'intérêt nutritionnel car le raffinage leur fait perdre vitamines, minéraux et oligoéléments. Il s'agit principalement :

- du sucre blanc sous toutes ses formes : bonbons, confiseries, sodas mais aussi viennoiseries, gâteaux.

- des céréales raffinées (pain blanc, riz blanc, pâtes blanches, etc.) mais aussi les céréales soufflées comme les fameuses galettes de riz…

Attention également au sucre caché dans tous les plats préparés et autres produits industriels !

C - PROFITEZ DES BIENFAITS DES ACIDES GRAS ESSENTIELS

Les « lipides » ou « acides gras » sont – avec les protéines et les glucides – l'un des trois piliers de notre alimentation. Tout comme les glucides, les lipides vont être une source d'énergie pour notre corps. Cependant, leur fonction va bien au-delà et on peut notamment citer leur rôle :

- dans la structure des cellules et en particulier du système nerveux :

  > les lipides entrent dans la composition de toutes les membranes cellulaires.

  > ils sont le principal constituant du cerveau et des cellules nerveuses. Le cerveau est l'un des tissus les plus riches en lipides (qui représentent environ 60 % de sa partie solide).

- dans le transport des vitamines liposolubles (A, D, E, K)
- dans l'élaboration des hormones
- dans la fabrication des prostaglandines, sorte de messagers intercellulaires qui régulent les échanges entre cellules et contribuent à la gestion des processus inflammatoires du corps
- dans la protection du système cardio-vasculaire (pour les oméga 3) en luttant contre le cholestérol sanguin.

On distingue plusieurs catégories d'acides gras :

- Les « mauvaises graisses » ou acides gras saturés dont la consommation excessive se révèle dangereuse pour la santé sur le long terme, notamment en favorisant les maladies cardio-vasculaires. Elles seraient aussi responsables d'autres troubles : réactions inflammatoires, déséquilibres hormonaux, prise de poids, états de fatigue et états dépressifs.

- Les « bonnes » graisses comprenant les acides gras mono-insaturés (ou oméga 9) et les acides gras poly-insaturés (oméga 6 et oméga 3). Ces acides gras bénéfiques pour notre santé (également appelés vitamine F) ne sont présents qu'en petite quantité dans les aliments, d'où la nécessité d'en consommer régulièrement.

    > Les acides gras mono-insaturés (ou oméga 9) préviennent des maladies cardio-vasculaires, du mauvais cholestérol et de certains cancers (par exemple du côlon). Ils préviennent également l'oxydation des oméga 6 et oméga 3.

    > Les acides gras poly-insaturés (oméga 6 et oméga 3) sont indispensables à l'ensemble de nos cellules et à notre système nerveux. Ils assurent le bon fonctionnement cérébral, préviennent des maladies cardio-vasculaires, contrôlent le taux de mauvais cholestérol, permettent la synthèse de certaines vitamines et hormones, maintiennent l'élasticité et la beauté de la peau et permettent la régulation des processus inflammatoires et immunitaires.

OÙ SE CACHENT LES ACIDES GRAS SATURÉS ?

• Dans les **corps gras d'origine animale** (produits laitiers, beurre, crème fraîche, fromage, charcuterie, viande, etc.)

• Dans la plupart des **pâtisseries industrielles** qui contiennent très souvent des acides gras « trans ». Ces acides gras « trans » sont issus du processus d'hydrogénation d'huiles végétales, processus qui permet de solidifier les huiles et de les conserver plus longtemps. Ces acides gras « trans » sont mauvais pour le système cardio-vasculaire car ils font baisser le taux de « bon » cholestérol (HDL). Ils sont aussi tenus pour responsables d'autres perturbations du métabolisme. On peut détecter la présence de ces acides gras « trans » en regardant la liste d'ingrédients d'un produit : acide gras hydrogéné, huile hydrogénée, huile partiellement hydrogénée, gras trans…

OÙ TROUVER DES ACIDES GRAS MONO-INSATURÉS ET POLY-INSATURÉS ?

Acides gras mono-insaturés (oméga 9) :

• Dans certaines huiles végétales (huile d'olive, d'arachide, de sésame, de colza…)

• Dans les fruits secs oléagineux (amandes, noisettes…)

• Dans l'avocat

Acides poly-insaturés (oméga 6 et oméga 3) :

• Dans certaines huiles végétales :

- Huiles les plus riches en oméga 6 : huile de tournesol, de soja, de pépins de raisins, de maïs, de sésame, de courge, de noix, de carthame, de chanvre, de germes de blé…

- Huiles les plus riches en oméga 3 : huile de lin, de cameline, de colza, de chanvre, de noix, de soja…

- Dans certains fruits secs oléagineux, en particulier les noix, grande source d'oméga 3

- Dans les poissons dits « gras » (très bonnes sources d'oméga 3) (sardines, maquereaux, saumon, anguilles, hareng…)

- Dans les algues, les petits pois et les végétaux verts (notamment le pourpier).

En résumé, il faut limiter (mais non exclure) la consommation d'acides gras saturés dont nous avons besoin mais qui sont consommés en trop grande quantité, et augmenter la consommation d'acides gras insaturés en particulier les acides gras poly-insaturés (oméga 6 et oméga 3) considérés comme des acides gras essentiels car notre corps est incapable de les synthétiser.

Dans la catégorie des acides gras poly-insaturés, les oméga 3 sont à favoriser. En effet, pour une action optimale, le rapport entre oméga 3 et oméga 6 doit être de un à cinq, c'est-à-dire que pour un oméga 3 consommé, il faut consommer au maximum cinq oméga 6. Or, ce rapport est aujourd'hui très déséquilibré dans notre alimentation où nous consommons trop d'oméga 6.

Les bonnes règles à suivre

- Consommez 3 cuillères à soupe par jour d'huiles végétales riches en acides gras essentiels. Mélangez vos huiles et ne vous contentez pas d'une seule. Ainsi, vous pouvez vous constituer un assaisonnement en associant huile d'olive + huile de colza + huile de noix ou huile d'olive + huile de sésame + huile de soja. Essayez les huiles plus rares comme l'huile de germes de blé, l'huile de cameline, l'huile de chanvre.

- Veillez à toujours choisir des huiles « vierge » ou « extra-vierge », de « première pression à froid » et de qualité biologique afin de consommer des huiles non traitées chimiquement, non chauffées et de bénéficier de toutes leurs propriétés.

- Conservez vos huiles végétales – hormis huile d'olive et huile d'arachide – à l'abri de la lumière (dans une bouteille opaque ou en verre sombre) et au réfrigérateur afin qu'elles ne s'oxydent pas et conservent toutes leurs propriétés. En effet, les huiles contenant beaucoup d'acides gras poly-insaturés – par ailleurs hautement bénéfiques pour la santé – sont très fragiles.

- Consommez les huiles végétales riches en oméga 6 et 3 toujours crues, en assaisonnement, ne les faites pas chauffer. Elles peuvent être ajoutées hors du feu, à la fin de cuisson.

- Utilisez uniquement de l'huile d'olive ou d'arachide pour la cuisson en veillant cependant à ne pas faire « fumer » l'huile. Ces huiles contiennent majoritairement des acides gras mono-insaturés et sont donc moins fragiles que les précédentes. Elles doivent être conservées dans un récipient opaque, dans un endroit frais mais pas nécessairement au réfrigérateur.

- Enfin, n'hésitez pas à discuter de l'intérêt d'une supplémentation en oméga 3 EPA-DHA avec un professionnel de santé. Notre corps peut normalement fabriquer ces omégas 3 EPA et DHA à partir de l'acide alpha-linonélique (que l'on trouve dans les huiles végétales). Malheureusement, un système enzymatique défaillant peut rendre cette fabrication insuffisante. Le moyen d'éviter toutes carences en EPA-DHA est de consommer régulièrement des poissons gras qui en contiennent naturellement (anchois, sardines, maquereau, hareng, saumon) ou de se supplémenter avec des gélules à base d'huiles de poisson.

D - PRIVILÉGIEZ UNE ALIMENTATION RICHE EN VITAMINES, MINÉRAUX ET OLIGOÉLÉMENTS

Il s'agit ici de consommer des aliments qui permettent d'optimiser l'apport en vitamines, minéraux et oligoéléments. Ces micronutriments sont essentiels pour le bon fonctionnement de l'organisme : ils interviennent dans tous les processus biochimiques de notre corps.

Le grand principe à suivre est de manger au maximum des aliments bio, frais, de saison et non transformés et de consommer quotidiennement des aliments crus.

Le bio garantit des produits plus riches nutritionnellement car plus naturels. Les produits bio sont par définition exempts de produits de synthèse (pesticides, hormones de croissance, antibiotiques ou autres) qui diminuent l'apport en vitamines, minéraux et oligoéléments des aliments. Par exemple, un citron bio contient 3 fois plus de vitamine C qu'un citron issu de l'agriculture traditionnelle. Manger bio permet aussi d'optimiser l'assimilation de ces micronutriments par l'organisme car les molécules de synthèse (pesticides ou autres) se lient aux vitamines, minéraux et oligoéléments et empêchent leur assimilation par l'organisme.

Consommer des produits frais et de saison est essentiel afin de bénéficier d'un bon apport en vitamines, minéraux, oligoéléments et enzymes. Suivre cette règle permet de bénéficier des bienfaits de fruits et légumes récoltés ou cueillis à maturité et donc offrant un apport nutritionnel optimal. Le délai entre la récolte et l'assiette est primordial. Les légumes commencent à perdre de leurs nutriments immédiatement après la récolte : les petits pois peuvent perdre la moitié de leur teneur en vitamine C en l'espace de un ou deux jours. Il est donc essentiel de privilégier au maximum un circuit d'achat court et de consommer rapidement les légumes que vous achetez.

Les légumes et fruits surgelés peuvent être une alternative. Cependant, il faut savoir qu'ils sont blanchis avant d'être surgelés, ce qui occasionne une perte importante en vitamines hydrosolubles (telles que les vitamines B et la vitamine C) et en antioxydants. En revanche, certains nutriments se conservent mieux que dans des produits non surgelés. Les légumes et fruits surgelés constituent donc une alternative intéressante quand vous ne pouvez faire vos achats régulièrement. En revanche, ils perdent quand même de leurs nutriments dans le temps, donc mieux vaut ne pas les laisser traîner trop longtemps dans le congélateur.

Consommer des fruits et légumes de saison est la garantie qu'ils ne viennent pas de l'autre bout de la planète ce qui, d'un point de vue écologique, réduit l'empreinte carbone de ce que vous consommez et qui vous permet de mieux vivre en accord avec les saisons.

La cuisson détruit une grande partie des vitamines, minéraux, oligoéléments et enzymes. Consommer quotidiennement une ou plusieurs portions de légumes et de fruits crus permet de bénéficier au maximum de leur richesse nutritionnelle. Les légumes ou fruits crus sont des aliments vivants, véritables boosters d'énergie. C'est le cas notamment des jus de légumes (voir chapitre suivant). Les cuissons au wok, à l'étouffée ou à la vapeur douce ne dépassant pas 110° C sont à privilégier afin de conserver l'intérêt nutritionnel des aliments.

Tous ces conseils permettent de rester en bonne santé et au meilleur de sa forme. Mais ils permettent également – et c'est important – de consommer des produits pleins de saveur !

E - ÉVITEZ DE FATIGUER ET SURCHARGER VOTRE ORGANISME

Évitez les produits chargés de pesticides, hormones de croissance ou autres produits de synthèse et consommez au maximum des produits bio. Les produits de synthèse utilisés dans la culture vont petit à petit encrasser l'organisme. Notre corps va essayer de transformer ces molécules afin de s'en débarrasser par le biais de nos organes d'élimination. Le gros du travail se fait au niveau du foie. Si le foie parvient à transformer ces molécules, elles seront éliminées par la bile ou l'urine. Dans le cas contraire, le corps n'aura pas d'autre choix que de les stocker...

Diminuez la consommation de viande rouge au profit de la volaille, du poisson et pourquoi pas des protéines végétales. La volaille et le poisson sont à privilégier sur la viande rouge car ce sont des sources de protéines beaucoup moins grasses. Un excès de protéines « carnées » va entraîner l'acidification de l'organisme et la génération de nombreux déchets (notamment urée) que notre corps devra éliminer par l'urine avec le risque d'une fatigue rénale à long terme. Contrairement aux idées reçues, on ne trouve pas des protéines uniquement dans les produits animaux mais aussi dans de nombreux végétaux : ainsi une association de légumineuses (1/3) et de céréales (2/3) permet de couvrir les besoins en acides aminés essentiels.

Évitez les aliments chargés en graisses saturées : charcuterie, plats en sauce et fritures, etc. Ce type de repas consommés régulièrement va surcharger petit à petit votre corps. Votre système digestif (et en particulier le foie) va avoir beaucoup de travail pour « digérer » toutes ces graisses et par conséquent avoir besoin de beaucoup d'énergie. Un repas riche en graisses saturées est souvent à l'origine de fatigue postprandiale (coup de barre après repas) : une grande partie de l'énergie du corps est utilisée pour la digestion. Ces graisses seront ensuite très souvent stockées par votre corps - sous la forme de rondeurs et capitons – « au cas où » un jour il pourrait en avoir besoin. Un excès de graisses saturées dans l'alimentation est également la cause de nombreuses pathologies circulatoires et cardio-vasculaires : ces graisses vont tout simplement s'accumuler dans les artères au risque de les boucher. Elles seraient également la cause de déséquilibres hormonaux et d'états de fatigue.

Limitez votre consommation de laitages. Les laitages (lait, fromages, yaourts) sont difficiles à digérer pour de nombreuses personnes. On estime en France que 40 % des adultes les digèrent mal[57]. Supprimez-les pendant 2 à 3 semaines et vous verrez une amélioration dans votre bien-être général et la disparition de nombreux troubles (tels que ballonnement et autres problèmes digestifs, allergies, problèmes de peau, rhumes ou sinusites à répétition, pathologies inflammatoires). Les laitages à base de lait de chèvre ou de brebis sont généralement mieux tolérés. Limitez donc au maximum les laitages de vache et favorisez les yaourts ou fromage de brebis ou de chèvre. N'hésitez pas également à tester les alternatives végétales (lait ou yaourts à base de lait d'amandes, de riz, etc.). Contrairement aux idées reçues, les laitages ne sont pas les seules sources de calcium. On en trouve dans les légumes, notamment les crucifères (choux, brocolis, etc.) dont le calcium est même mieux assimilé que celui du lait (entre 40 et 60 % pour les crucifères contre 30 % environ pour le lait). Les amandes, le cresson, le persil, les noisettes, les figues sèches, les algues et le sésame sont également de très bonnes sources de calcium (apports importants et bonne assimilation) : leur apport moyen est supérieur à 100 mg pour 100 g. Cet apport inférieur à celui du lait (pour mémoire : pour le lait = 125 mg de calcium pour 100 ml) est compensé par une meilleure assimilation.

Faites les bonnes associations alimentaires. En effet, protéines, glucides et lipides se digèrent à des niveaux différents de notre tube digestif, avec un pH et des enzymes spécifiques. Ainsi, la digestion des protéines se fait essentiellement dans l'estomac alors que celle des glucides se fait plutôt au niveau de l'intestin grêle. Mélanger trop d'aliments différents au cours d'un même repas va entraîner une digestion complexe, et donc plus lente et demandant plus

57. Souccar Thierry et Houlbert Angélique, *La Meilleure façon de manger, op. cit.*

d'énergie. Dans le schéma de la page suivante, vous trouverez la roue des associations alimentaires qui met en évidence les bonnes associations à faire et celles à éviter.

En résumé, il suffit de suivre quelques règles simples :

- Mangez vos fruits crus en dehors des repas car ils se digèrent très rapidement. Si vous les consommez en fin de repas, ils devront patienter avec le reste de votre repas avant d'être digérés et assimilés, ce qui entraîne fermentation, fatigue après le repas, lourdeur, ballonnement et gaz. Vous pouvez éventuellement les associer avec du fromage frais, yaourts et fromage blanc (idéalement de chèvre ou de brebis).

- Les légumes verts crus ou cuits se consomment avec tous les aliments !

- En cas de repas comprenant des protéines animales (viandes, poissons, œufs, fromage), votre accompagnement devra se composer essentiellement de légumes verts crus ou cuits auxquels vous pouvez associer une petite quantité de glucides « doux » (idéalement pommes de terre, patates douces, châtaignes, courges, etc. qui sont moins « chargées » en glucides que les céréales ou les légumineuses).

- En cas de repas composé principalement de glucides « forts » (riz, pâtes et autres céréales, etc.), évitez d'y associer des protéines animales et privilégiez des légumes crus ou cuits pour les accompagner. Vous pouvez sans problème associer plusieurs sources de glucides. Quelques exemples de bonnes associations : pâtes ou riz aux légumes (courgettes, poivrons, poireaux, etc.), lentilles + riz, salade de haricots blancs avec des légumes (tomates, concombre, céleri branche, etc.), soupe de potimarron/carottes avec des flocons de céréales.

LES BONNES ASSOCIATIONS ALIMENTAIRES

Les bonnes associations alimentaires

★ Les légumes verts et colorés (crus ou cuits) peuvent s'associer avec tous les groupes d'aliments (sauf les fruits)
★ Les fruits doivent toujours être consommés en dehors des repas (seule association possible : fromage frais, yaourts, etc.)
★ Les protéines « fortes » (viandes, poissons, œufs, etc.) ne s'associent pas avec les amidons « forts » (céréales)
★ Les protéines « fortes » (viandes, poissons, œufs, etc.) peuvent s'associer avec de petites quantités d'amidons « faibles » (pommes de terre, patates douces, courges, quinoa)
★ Les huiles doivent être toujours de première pression à froid et bio

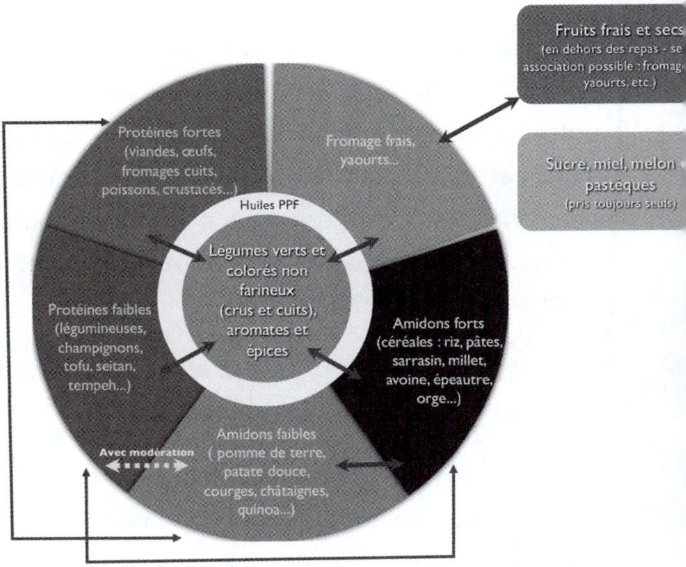

Évitez les aliments « poisons » :

- Les excitants (café, thé noir, sodas caféinés) vont certes vous donner un boost d'énergie mais il ne sera que momentané. Par ailleurs, ces produits excitants vont favoriser l'acidose – source de nombreux troubles dont nervosité, anxiété – et votre corps n'aura pas d'autres choix que d'utiliser les minéraux de votre alimentation et de votre corps pour tamponner cette acidité.

- Les « mauvais » glucides (sucre blanc, bonbons, pain blanc, riz blanc, etc.) ne sont que des « calories vides ». Leur intérêt nutritionnel est quasi nul. Leur consommation n'apporte aucun élément intéressant pour notre corps. Bien au contraire, elle excite le système nerveux et est une grande source d'acidose avec tous les troubles qui y sont associés. Les problèmes de santé liés à la consommation de « mauvais » sucre vont des caries à l'obésité en passant par un dérèglement de la flore intestinale, une baisse de l'immunité et une déminéralisation. Beaucoup de gens sont aujourd'hui « accros » au sucre comme ils le sont à la caféine. Une alimentation équilibrée apporte « naturellement » les glucides dont vous avez besoin par le biais de fruits frais, de céréales complètes, de légumes (dont les légumes racines). Évitez les produits transformés et si vous avez besoin de rajouter un peu de sucre, choisissez du sucre complet (ou intégral) ou du sucre de coco par exemple.

Et enfin, n'oubliez pas de boire… de l'eau. Notre corps est composé à environ 70 % d'eau (pour un adulte). Nous pouvons survivre environ 5 semaines sans nourriture mais pas plus de 3 à 5 jours sans eau. Presque tous les processus physiologiques de notre corps ont besoin d'eau. L'eau est ainsi indispensable pour la circulation sanguine, l'apport des nutriments à nos cellules et l'évacuation des déchets (par l'urine, par la transpiration notamment). Par ailleurs, l'eau contribue au maintien de la température corporelle par la transpiration.

LES 10 RÈGLES POUR UNE ALIMENTATION PLEINE DE VITALITÉ

1 - Éviter les aliments raffinés (céréales, sucre, sel)

- Céréales : commencer par des céréales biologiques semi-complètes, puis complètes (si absence d'intolérance intestinale)
- Sucre : préférer le sucre complet… au sucre blanc
- Sel : préférer la fleur de sel de Guérande ou le gomasio

2 - Augmenter sa consommation de légumes et de fruits :

- Manger les fruits crus en dehors des repas
- Manger des fruits et légumes bio et de saison

3 - Introduire au moins une portion de légumes crus par jour, idéalement par repas (en début de repas).

4 - Diminuer sa ration de viande au profit des poissons, œufs, protéines végétales.

5 - Diminuer sa consommation de laitages (lait, fromages, yaourts). Favoriser les alternatives végétales ou les laitages de chèvre ou de brebis.

6 - Faire les bonnes associations alimentaires (voir page 98).

7 - Consommer des huiles végétales biologiques de première pression à froid (les conserver au réfrigérateur pour éviter qu'elles ne s'oxydent, sauf pour l'huile d'olive) : huile de colza, de sésame, de noix, etc. pour l'assaisonnement (3 cuillères à soupe par personne) et huile d'olive pour la cuisson.

8 - Favoriser les cuissons à basses températures, vapeur, wok, papillotes.

9 - Boire des eaux peu minéralisées (résidu à sec inférieur à 200 mg/l) en dehors des repas, 1 à 1,5 litres par jour (Mont Roucous, Volvic, Montcalm, Montagne de Carrefour).

10 - Réduire, voire supprimer, les aliments « poisons » :

- Les excitants : le café, le thé noir, les sodas au cola, le chocolat

- Les « mauvais glucides » (sucre, bonbons, gâteaux, miel, pain blanc, riz blanc, sucre blanc, bonbons, pâtisseries, etc.)

2 - BOUGER : LE MOUVEMENT, C'EST LA VIE

Selon l'INPES (Institut National de Prévention et d'Éducation pour la Santé), « bouger aide à rester en forme, entretient le corps et préserve la santé ».

L'activité physique est, avec l'alimentation et la gestion du stress, l'un des trois piliers permettant de préserver la santé en naturopathie. Concrètement, cela signifie que pour rester en bonne santé et plein de vitalité, il faut associer les trois éléments suivants :

1 : adopter une alimentation saine selon les principes présentés dans le chapitre précédent ;

2 : savoir gérer son niveau de stress en respectant un bon équilibre travail et repos ainsi qu'en ayant recours, en fonction des besoins, à des techniques de relaxation ou de méditation par exemple ;

3 : avoir une activité physique quotidienne.

La sédentarité est un facteur clé de dévitalisation. Le manque d'activité physique entraîne une « sous oxygénation, un ralentissement des échanges métaboliques, un processus de prise de poids, de sclérose, d'hypofonctionnement des émonctoires, de dépression. »[58]

L'activité physique permet de lutter efficacement contre la fatigue, notamment en améliorant la résistance à l'effort. Elle permet également la bonne circulation des liquides de notre corps (sang et lymphe), ce qui optimise d'un côté l'apport d'oxygène, d'énergie et de nutriments à nos cellules et de l'autre l'élimination

58. Kieffer Daniel, *Encyclopédie de revitalisation naturelle, op. cit.*

des déchets et des toxines. Parmi les autres bienfaits de l'activité physique, on peut noter :

- la prévention de la prise de poids et de l'obésité,
- la prévention de nombreuses maladies dont l'ostéoporose, certaines maladies cardio-vasculaires, l'hypertension artérielle,
- la conservation de la force musculaire, de la souplesse articulaire et musculaire, ainsi que de la coordination et du tonus,
- l'augmentation du capital osseux (participe à la croissance des enfants et au bon vieillissement des adultes),
- l'amélioration de la qualité de sommeil (endormissement, durée, « profondeur » avec moins de réveils nocturnes),
- la réduction du stress, de l'anxiété,
- l'amélioration du bien-être général.

L'INPES préconise un minimum de 30 minutes d'activité physique par jour. L'activité physique est définie comme « tout mouvement corporel produit par les muscles entraînant une dépense énergétique ». L'activité physique ne se limite donc pas uniquement aux activités sportives.

Les recommandations de l'INPES représentent le niveau MINIMUM d'activité physique recommandé. L'organisation Mondiale de la Santé (OMS), quant à elle, a défini un niveau d'activité physique IDÉAL correspondant à 10 000 pas par jour[59]. En moyenne, nous en

59. Fédération Française de Cardiologie, http://www.fedecardio.org/objectif-10-000-pas

faisons la moitié (4 000 à 6 000 pas) dans une journée normale... La marche est le moyen le plus simple pour atteindre cet objectif. Il suffit parfois de juste changer quelques habitudes :

- faire une partie de son trajet quotidien à pieds en garant par exemple son véhicule un peu plus loin,

- faire une promenade de 15 minutes après le repas du midi ou du soir,

- préférer l'escalier à l'ascenseur ou l'escalier mécanique.

Si vous choisissez une autre activité que la marche, vous pouvez vous référer aux équivalences ci-dessous afin d'évaluer le nombre de pas que vous réalisez. Il existe aussi maintenant de nombreux appareils numériques permettant de mesurer précisément son niveau d'activité physique dans la journée.

- 1 minute de marche normale = 90 pas

- 1 minute de vélo = 150 pas

- 1 minute de natation = 96 pas

À cette activité quotidienne, il est intéressant d'associer la pratique d'un (ou plusieurs) sport(s) adapté(s) à votre condition physique et à votre goût. Une pratique sportive 2 à 3 fois par semaine est idéale. Les choix ne manquent pas entre :

- des activités plus intenses (course à pied, aérobique, musculation, etc.) et des activités plus douces (yoga, stretching, etc.).

- des activités en groupe (volley, basket, danse, etc.) et des activités « en solo » (musculation, course à pied, vélo, etc.),
- des activités en musique (zumba, culture physique, etc.) et des activités en silence (yoga, Qi Gong, etc.),
- des activités en salle (sports collectifs, gym en salle, etc.) et des activités en extérieur (course à pieds, vélo, etc.),
- des activités sur terre et des activités sur ou dans l'eau…

Afin de bénéficier des bienfaits d'une séance de sport, il est important de ne pas s'épuiser – ce qui, au lieu de recharger vos batteries, aurait pour résultat de les vider. Après la pratique d'une activité sportive, vous devez vous sentir bien et non « vidé ». Vous pouvez éventuellement ressentir une fatigue qui doit rester agréable et ressembler à une détente profonde musculaire et mentale et non à un sentiment d'épuisement. L'excès de sport est, comme le manque d'activité physique, un facteur de dévitalisation : le surmenage musculaire « use les réserves protéiques, malmène les adaptations nerveuses et hormonales, décuple les productions oxydantes cellulaires. »[60]

3 - SOMMEIL ET REPOS : SE DONNER LE TEMPS DE SE RECHARGER

Le sommeil et le repos font partie des ressources les plus précieuses dont nous disposons pour nous recharger et prévenir la fatigue.

60. Kieffer Daniel, *Encyclopédie de revitalisation naturelle, op. cit.*

Dormir suffisamment et avoir un sommeil de qualité sont essentiels afin de maintenir un bon niveau d'énergie dans la journée. Notre corps, et notre esprit ont besoin de sommeil pour se détoxifier et se régénérer.

Se connaître et savoir le nombre d'heures de sommeil dont on a besoin « pour être en forme » et ne pas avoir de « coups de barre » dans la journée est primordial. De même, il faut savoir se respecter et s'accepter : accepter « d'être un couche tôt » et/ou un « gros dormeur », ne pas lutter quand l'endormissement se fait sentir, ne pas maintenir un niveau d'activité intellectuelle ou physique élevé à quelques heures d'aller se coucher, etc.

Le sommeil est vital pour la santé. Il a plusieurs grandes fonctions :

- fonction de détoxification avec une activation des fonctions d'élimination et de désacidification du corps ;
- fonction de régénération avec des pics de production de l'hormone de croissance pendant la nuit. L'hormone de croissance est celle qui permet le maintien des masses musculaires et osseuses de notre corps, facilite la cicatrisation et la réparation des tissus ;
- fonction d'apprentissage et de mémoire.

Sommeil lent et sommeil paradoxal alternent toute la nuit. Le sommeil lent comprend lui-même quatre phases différentes. Le métabolisme cérébral ralentit considérablement et la température corporelle s'abaisse un peu, notamment pendant la dernière phase du sommeil lent. Le sommeil lent permet ainsi la récupération et lutte contre la fatigue. Le sommeil paradoxal intervient après une phase complète de sommeil lent, toutes les 90 minutes environ.

C'est le domaine du rêve. Les yeux bougent rapidement sous les paupières fermées d'où l'appellation de « sommeil MOR » (mouvements oculaires rapides ; en anglais : Rapid Eye Movement). Les scientifiques s'interrogent encore sur les fonctions du sommeil paradoxal. Il favoriserait la maturation de l'encéphale, notamment chez les nourrissons et les enfants. Il jouerait également un rôle dans l'apprentissage et la mémoire à long terme. Cette phase s'accompagne d'une activité neuronale intense, ce qui se traduit par une consommation d'oxygène importante par le cerveau.

Le sommeil est la clé pour notre santé et le repos est tout aussi précieux.

Notre corps est régulé par le système nerveux neurovégétatif (ou système nerveux autonome) qui régule de manière inconsciente toutes nos fonctions vitales, comme la fonction cardiaque, la digestion, ou la fonction rénale ainsi que toutes les sécrétions de l'organisme (sueur, larmes, etc.). Le système nerveux neurovégétatif comprend deux parties ayant des effets opposés mais complémentaires. L'équilibre entre ces deux parties est essentiel. Il s'agit :

- de la partie orthosympathique (ou sympathique) qui est basée sur la physiologie de l'action, de l'urgence, de l'efficacité. Ainsi en période de stress, l'orthosympathique sera particulièrement sollicité ;

- et de la partie parasympathique qui est basée sur la physiologie de la récupération. On l'appelle souvent « le médecin intérieur ». Il domine pendant le sommeil ainsi que pendant toutes les activités favorisant le repos et la détente (relaxation, massage...).

Notre rythme de vie actuel sollicite particulièrement l'orthosympathique tandis que les activités permettant de favoriser le parasympathique sont souvent négligées. Le risque est d'arriver à un état de déséquilibre chronique qu'on appelle dystonie neurovégétative et qui se caractérise notamment par de la fatigue, des coups de barre, des troubles spasmodiques. Si on persiste dans cette voie, le risque est même d'arriver à une usure plus profonde et un réel épuisement pouvant être la porte ouverte à des pathologies plus lourdes. Plus notre vie est active et exigeante, plus il est crucial d'intégrer des moments de repos et de récupération, de prendre du temps pour soi.

La fatigue est souvent liée au sentiment d'être débordé par le quotidien, par une exigence extrême vis-à-vis de soi-même. Pour éviter ces tensions et ce sentiment d'impuissance, il est important de prendre régulièrement un peu de recul afin d'identifier ses vraies priorités.

Les temps de pause que l'on s'accorde permettent par ailleurs d'être plus efficaces dans ses tâches quotidiennes et de les accomplir avec plaisir ! À chacun de trouver la ou les pauses qui lui sont les plus bénéfiques. Les possibilités sont infinies et comprennent :

- des moments de pause au quotidien : faire une pause entre deux dossiers en se préparant une tisane ou un thé ou en allant marcher cinq minutes, faire quelques exercices de respiration ou de méditation dans la journée, déguster quelques pages d'un bon roman, etc.

- de « vrais moments pour soi » que l'on s'accorde dans la semaine : s'offrir un massage, faire une grande ballade au plein air ;

- ou tout simplement ne rien faire !

4 - SE METTRE AU VERT : PROFITER DES ÉNERGIES TELLURIQUES

En naturopathie, on considère qu'il existe en chacun de nous une force vitale intrinsèque qui préside à l'homéostasie et à l'auto-guérison. Il ne peut y avoir de santé sans vitalité. Les énergies telluriques et les échanges bioénergétiques sont des sources majeures de vitalité :

- les énergies telluriques correspondent aux énergies de Gaia, la Terre Mère ;
- les échanges bioénergétiques sont le fruit des échanges avec le règne végétal et le règne animal.

Nombre d'entre nous sont aujourd'hui déconnectés des forces de vie de la nature. Il peut y avoir plusieurs raisons (ou excuses...) à cela dont les plus courantes sont notre mode de vie urbain et le manque de temps. Cette déconnexion de la nature est considérée en naturopathie comme un facteur de dévitalisation important. La nature est source de vie, non seulement car elle nous procure l'alimentation dont nous avons besoin mais aussi parce qu'elle nous nourrit d'une façon beaucoup plus subtile. L'homme sans contact avec la nature ne peut que dépérir petit à petit, perdre son énergie vitale et son élan de vie. Pourriez-vous imaginer vivre en n'ayant plus AUCUN contact avec la nature (terre, mer, végétaux, etc.) ?...

L'énergie que nous procure la nature est subtile et difficile à démontrer d'un point de vue purement scientifique. En revanche, si on se base sur l'expérience, le doute n'est plus permis. Les citadins sont sans doute les mieux placés pour en témoigner. Il leur est indispensable de partir régulièrement loin de la ville et d'aller se ressourcer à la campagne, à la mer, à la montagne sous peine de voir leur niveau de fatigue augmenter jusqu'à l'épuisement. Cette fatigue « urbaine » ne touche pas uniquement les personnes actives et ne s'explique donc pas par le seul besoin de repos ou de vacances. « Se mettre au vert » permet de se recharger au contact de la formidable énergie de la nature. Ce n'est pas un hasard si on conseille aux personnes en convalescence d'aller à la campagne, à la mer ou à la montagne pour se reposer et se remettre sur pied : l'environnement de la nature permet de booster l'énergie vitale.

L'énergie de la nature varie en fonction des saisons. Au printemps, elle est en pleine expansion après le sommeil de l'hiver : la sève monte dans les arbres qui bourgeonnent, la nature verdit et fleurit, les jours augmentent. L'été, l'énergie de la nature est à son apogée : la nature foisonne, les fruits sont à maturité, les jours sont les plus longs. L'automne, l'énergie redescend pour préparer la nature au repos de l'hiver : la sève des arbres va vers les racines, les arbres perdent leurs feuilles, les jours diminuent. L'hiver, la nature se met au repos pour se préparer à un nouveau cycle.

La lumière est reconnue comme l'un des grands régulateurs de notre horloge biologique interne. L'énergie de la Terre en est un autre. Il suffit d'observer comment notre corps s'adapte et réagit en fonction des saisons. Que nous le voulions ou non, que nous en soyons conscients ou pas, nous faisons partie de la nature et par conséquent vivons selon son rythme et son énergie. C'est une des grandes bases de la Médecine Traditionnelle Chinoise.

En électricité, la mise à la Terre (connexion à la Terre) sert « d'évacuation ». Elle permet d'éliminer toute accumulation de charge non désirée dans un système électrique. On considère que la terre est parfaitement conductrice et que son potentiel est le même en tout point et égal à zéro. De nombreuses études[61] ont été réalisées pour comprendre les effets de la « mise à la terre sur la santé », elles montrent un impact positif sur les douleurs et l'inflammation ainsi que sur le sommeil et l'énergie. La « mise à la terre » consiste à se mettre en contact direct avec la terre afin de se protéger des interférences électrostatiques ou électromagnétiques présentes dans l'atmosphère. Les réactions chimiques et biochimiques de notre corps étant électriques par nature, ces interférences peuvent perturber la physiologie de notre organisme. La « mise à la terre » permet de maintenir un état intérieur stable d'un point de vue électrique et de favoriser ainsi la santé et l'homéostasie. Le moyen le plus simple de faire l'expérience de la mise à la Terre est de rester 30 minutes pieds nus à même le sol. Ceci n'étant pas toujours possible, le livre *Connectez-vous à la Terre*[62] présente différentes alternatives.

Marcher pieds nus au contact de la Terre permet également de recharger en énergie nos organes internes par le biais du point d'acupuncture 1 du rein situé sous la plante des pieds (voir page 176). Ce point sert de point d'entrée pour les énergies telluriques, le Chi de la Terre. Cette énergie est ensuite redistribuée dans le corps par les systèmes méridiens.

Le contact avec les animaux à sang chaud est également considéré comme « vitalogène ». Faire de l'équitation, donner de

---

61. Ober Clinton, Sinatra Stephen T., Zucker Martin, *Connectez-vous à la Terre*, Éditions Véga, 2013.
62. *Ibid.*

petites tapes sur la croupe d'un âne, caresser un chien sont autant d'échanges bio-énergétiques.

Quelques suggestions pour profiter de l'énergie de la nature

Commencez par réapprendre à prendre votre temps et réouvrez vos sens à la beauté et à la magie de la nature : la beauté d'un verger en fleurs, le parfum des fleurs, le chant des oiseaux, la sensation du sable ou de l'herbe sous vos pieds, le goût unique d'une fraise fraîchement cueillie.

De simples promenades dans un parc ou idéalement dans une forêt de conifères ou encore au bord de la mer par un temps venteux permettent de bénéficier au maximum des ions négatifs produits par la nature et de booster de manière significative son énergie.

Le jardinage est également un mode de communion privilégié avec la nature. Cette activité permet d'avoir une prise à la terre directe. On dit souvent du jardinage qu'il vide la tête. En effet, il permet de se débarrasser de ses soucis et de ses pensées négatives. Mais il va au-delà en permettant de se débarrasser également des mauvaises énergies que l'on a pu accumuler et de se recharger au contact de la terre. Il procure également un moment d'échange unique avec la nature et une occasion d'apprendre respect et patience, en particulier si vous appliquez les principes de la permaculture (créer un environnement sain et autosuffisant pour tous les êtres vivants – animaux, insectes, êtres humains, plantes et micro-organismes).

Pour aller plus loin et optimiser ce contact avec la nature, vous pouvez également marcher pieds nus dans la rosée du matin ou vous adosser contre de grands arbres. Ces deux « exercices » simples faits en conscience offrent un contact privilégié et direct avec la nature. Avec un peu de pratique, vous ressentirez clairement l'énergie émanant de la terre et des arbres « bouillonnant » de sève au printemps et en été.

5 - SE CONNECTER À LA LUMIÈRE : LUTTER CONTRE LE « WINTER BLUES »

L'énergie solaire, via la photosynthèse, est la base de la vie végétale et animale sur Terre. Aucune vie n'est possible sans la lumière du soleil. Il est maintenant clairement démontré que la lumière a une influence sur le plan physiologique et psychologique.

La vitamine D est essentielle pour l'absorption du calcium au niveau de l'intestin grêle et sa fixation sur les os. Elle intervient également dans de nombreuses autres fonctions dont celles de l'immunité. La source principale de vitamine D est celle qui est réalisée par l'organisme lui-même : l'exposition de la peau nue au rayonnement UV déclenche la synthèse de vitamine D. Elle peut également être apportée par l'alimentation mais les sources sont peu nombreuses : il s'agit principalement d'huiles de foie de poisson, de la chair de certains poissons gras (saumon, anguille, sardine, hareng), du jaune d'œuf et des champignons.

La lumière a un rôle de régulateur de l'horloge biologique du corps, laquelle est régie par l'hypothalamus. L'hypothalamus est en charge de la régulation du cycle quotidien de l'état de veille et du sommeil (c'est-à-dire le cycle circadien). Il a également d'autres fonctions de régulation dont la régulation du système nerveux autonome (système nerveux neurovégétatif), de la libération de plusieurs hormones de l'hypophyse, de la température corporelle, des émotions et des comportements. L'hypothalamus est extrêmement sensible à la lumière. La mélatonine, hormone sécrétée par la glande pinéale (ou épiphyse), est essentielle à la régulation de l'horloge biologique. Cette hormone est sécrétée dans l'obscurité pendant la nuit. Son pic de production se situe vers 3 heures du matin. Plus la nuit est longue, plus sa production est importante. Le rôle de la mélatonine est d'informer l'organisme des durées respectives du jour et de la nuit, qui varient dans l'année. Elle prépare l'organisme au repos : en secrétant de la mélatonine, la glande pinéale « dit » au cerveau qu'il fait sombre et que c'est le bon moment pour dormir.

En automne et en hiver, beaucoup de gens se sentent fatigués et sans énergie : c'est ce qu'on appelle le « blues de l'hiver » (ou « winter blues »). Parmi les symptômes, on trouve une fatigue chronique avec des somnolences dans la journée, des changements d'appétit avec envies d'aliments sucrés, de l'irritabilité, de la tristesse ou une difficulté à se concentrer. Une forme plus aiguë du blues de l'hiver est la vraie dépression hivernale, connue sous le nom de TAS (Trouble Affectif Saisonnier). Le TAS a été mis en évidence pour la première fois en 1984 par le docteur Norman E. Rosenthal. La dépression saisonnière regroupe les mêmes symptômes que le blues de l'hiver mais sous forme plus grave. Plus d'un tiers de la population serait concerné par le « winter blues » alors que seulement 3 % souffrent de dépression hivernale (TAS).

Les causes de « winter blues » ne sont pas clairement identifiées. Cependant, deux pistes sont privilégiées :

- une plus forte production de mélatonine en automne et en hiver où les jours sont plus courts et les nuits plus longues. Pendant la nuit, la mélatonine produite par la glande pinéale nous endort. Le matin, la lumière vive du soleil entraîne l'arrêt de la production de mélatonine. Durant les sombres journées d'hiver, il n'y a pas assez de lumière pour provoquer ce processus de réveil et certaines personnes peuvent éprouver une très grande difficulté à se lever le matin. On a ainsi trouvé une quantité plus importante de mélatonine dans la journée chez les personnes souffrant de dépression saisonnière.

- le dérèglement de deux neurotransmetteurs en automne et en hiver : la sérotonine (neurotransmetteur du calme, de la détente et du sommeil) et de la dopamine (neurotransmetteur de l'action, de la motivation et du plaisir). Ce dérèglement interviendrait en automne avec la diminution de la longueur des jours.

Le manque de luminosité en automne et en hiver n'est pas la seule explication à la moindre capacité de l'organisme à capter la lumière naturelle et à l'utiliser pour ses fonctions de régulation. Nous vivons beaucoup moins à l'extérieur que les générations précédentes et notre durée d'exposition à la lumière naturelle a diminué. Les lumières artificielles auxquelles nous sommes exposés une grande partie de la journée n'ont pas les mêmes effets bénéfiques sur le fonctionnement de notre corps que la lumière naturelle. La lumière du soleil fournit un spectre électromagnétique complet à l'inverse des lumières artificielles.

Il est également difficile, dans notre société, de rester connecté au rythme des saisons. En médecine traditionnelle chinoise, chaque saison correspond à un rythme jour/nuit et éveil/repos. L'hiver est considéré comme une période de sommeil pour la nature. C'est le temps du repos et de l'introspection. Pour être en accord avec cette saison, nous devrions nous coucher plus tôt et ralentir notre rythme de vie. Or, peu de gens modifient réellement leur rythme et habitudes de vie en fonction des saisons.

Quelques suggestions pour profiter de l'énergie de la lumière

Dès que possible, profitez d'un bain de soleil quotidien (raisonnable et plutôt matinal) afin de non seulement faire le plein de vitamine D mais également de vous recharger à cette énergie solaire, source de vie.

Même si le soleil n'est pas au rendez-vous ou si les températures sont trop fraîches pour profiter du soleil, il est toujours possible de profiter de la lumière :

- par des promenades en extérieur – idéalement à la campagne, en forêt ou au bord de la mer pour vous connecter à la nature et vous oxygéner ;

- tout simplement en regardant par les fenêtres pendant la journée et en prenant conscience de la lumière du jour. Faites le plein de lumière, de ciel bleu ! Respirez cette lumière et gardez-la en vous. Même en hiver, la lumière est présente. Il suffit d'en prendre conscience par moments et d'éviter de traverser sa journée dans une course permanente.

En cas de blues de l'hiver, la luminothérapie peut être une solution intéressante dès que les premiers troubles apparaissent. Cette pratique consiste en des séances d'exposition à une forte luminosité au niveau des yeux. Cette luminosité (entre 2 500 et 10 000 lux) est obtenue à l'aide d'appareils agréés par les autorités médicales. Les séances doivent se faire le matin. 10 000 lux correspond à la quantité de lumière dans le ciel avant que le soleil ne se lève. Les lampes de luminothérapie produisent une lumière plein spectre qui reproduit les nuances de couleurs du spectre solaire. Vous devez garder les yeux ouverts mais n'avez pas besoin de fixer la lampe et pouvez par exemple prendre votre petit-déjeuner, lire ou travailler sur votre ordinateur pendant la séance : tant que vos yeux sont éclairés, la séance fait son effet. La durée d'exposition dépend de la luminosité et est généralement comprise entre 30 minutes et 2 heures par jour. La luminothérapie se fait par cures tout au long de la période de troubles. Si vous interrompez la cure, les symptômes réapparaîtront dans les 2 à 3 semaines. N'hésitez pas à consulter un médecin ou un thérapeute qualifié pour plus de renseignements et de conseils et surtout veillez à acheter une lampe de qualité.

Le simulateur d'aube est également une solution intéressante en cas de difficultés à se réveiller et à démarrer la journée. Il permet un réveil naturel et en douceur. En éclairant progressivement la chambre comme le ferait le soleil du matin, il signale à votre corps qu'il est l'heure de se réveiller. Ce dernier va alors arrêter la sécrétion de mélatonine et commencer à sécréter du cortisol, l'hormone qui permet de libérer l'énergie nécessaire au réveil. Le simulateur d'aube permet de faciliter le réveil, d'augmenter l'énergie et la capacité de concentration dans la journée. Veillez à choisir un appareil de qualité avec une intensité lumineuse suffisante (300 à 350 lux).

LES 18 FACTEURS DE DÉVITALISATION SELON DANIEL KIEFFER[63]

Dix-huit facteurs sont impliqués dans la dévitalisation progressive des individus : intrinsèques ou extrinsèques, ils font barrage au flot de la vie. Ils sont souvent banalisés mais sources d'immuno-dépression et hyperperméabilité au stress sur un fond d'asthénie ou de déprime chronique.

1. Fatigues digestives chroniques	Digestions difficiles ou interminables, repas trop nombreux ou complexes… épuisent les glandes digestives et le système nerveux.
2. Alimentation dévitalisée	Cuissons systématiques ou excessives, culture intensive et « chimique », conditionnement de plus en plus chimique, modes de conservation stérilisants (conserves, rayons gamma) ou les longs stockages privent l'aliment de tout ou partie de sa vitalité.
3. Sources intoxicantes diverses	Sources intoxicantes : certains aliments (café, alcool, sucre, soda, viandes…), métaux lourds (plomb, mercure, cadmium…), médicaments, pollutions (air, eau, sol) ET sources intoxinantes : fermentations ou putrescences digestives, élévation du taux d'urée, d'acide urique, de créatinine, de triglycérides, de cholestérol LDL => surmènent les fonctions émonctorielles et perturbent les métabolismes de l'organisme.
4. Surmenage musculaire conscient	L'excès de travail physique, de sport, use les réserves protéiques, malmène les adaptations nerveuses et hormonales, décuple les productions de radicaux libres.
5. Surmenage musculaire inconscient	Correspond aux innombrables micro-contractures chroniques, tensions s'accumulant dans les mâchoires, les épaules, l'abdomen, le dos, indissociables des situations de stress mal gérées.
6. Surmenage sexuel	Confondre quantité et qualité peut entraîner chez l'homme des fuites importantes de zinc, sélénium et vitamine E sans parler des fuites de Qi (selon les Orientaux).
7. Perturbations de l'écosystème intestinal	Perturbation de la flore, parasite, mycose, liés aux erreurs alimentaires, aux diarrhées ou viroses digestives autant qu'aux médicaments et au stress entraînent troubles de l'assimilation, carences et épuisements immunitaires.

63. Kieffer Daniel, *Encyclopédie de revitalisation naturelle*, *op. cit.*

8. Sédentarité	Le manque d'exercices physiques engendre sous-oxygénation, ralentissement des échanges métaboliques, prise de poids, sclérose, hypofonctionnement des émonctoires, dépression…
9. Sous-stimulation professionnelle	Engendre démotivation, morosité, repli sur soi, dépression larvée.
10. Carences solaires	Vêtements, climat, pollutions atmosphériques et cancérophobie coupent l'être humain de la source vitale qu'est le soleil. Dangereux en excès, le soleil demeure notre source de vitalité holistique.
11. Sources de stress oxydatif	Les UV, les infections ou inflammations chroniques, les métaux lourds, la radioactivité, l'ozone, tout comme certains médicaments, l'alcool et le tabac sont sources de radicaux libres (facteurs de vieillissement prématuré et d'épuisement biologique).
12. Barrages énergétiques	Amalgames dentaires, vaccins abusifs, foyers infectieux chroniques (amygdales, appendice, cavum), cicatrices, blocages ostéopathiques… peuvent faire obstacle à la circulation de méridiens d'acupuncture ou/et de vaisseaux par exemple.
13. Les fuites énergétiques	Les causes ci-dessus peuvent générer aussi des déperditions insidieuses d'énergie vitale (cicatrices notamment, véritablement robinets entrouverts à l'insu de l'individu).
14. Facteurs géobioloques	Lignes à haute tension, proximité de générateur électrique ou centrale nucléaire mais aussi utilisation répétée des ordinateurs, des téléphones portables, absence de prise de terre pour tous les appareils électriques de la maison.
15. Surmenage mental	Travail intellectuel intense, overdose de concentration, etc., engendrent souvent anxiété, troubles du sommeil, déséquilibre nerveux et pensées obsessionnelles, négatives.
16. Isolement psycho-affectif	Perte de convivialité, expérience de rejet, d'abandon ou d'exclusion sont à l'origine de troubles névrotiques anxieux puis dépressifs. On parle alors de carence affective au même titre de carence minérale ou vitaminique. La chaleur humaine, les échanges, sont d'authentiques vitamines pour le cœur et pour le corps. Deux ou trois contacts de tendresse améliorent les réponses immunitaires.
17. Rupture avec le milieu naturel	Toucher des rochers, du sable humide, de la terre labourée ou de l'herbe encore recouverte de rosée sont autant de recharges subtiles. Plus vitalogènes encore : les grands arbres, les animaux à sang chaud et les levers de soleil au printemps. Aujourd'hui, beaucoup sont coupés de tous ces éléments vitalogènes.
18. Perte de l'idéal	À la fois cause et conséquence des autres facteurs. Perte de motivations, absence de modèles créatifs et exaltants conduisent vite à la déprime ou à la révolte. Quand l'enthousiasme est perdu, comment trouver un sens à la vie ?

CHAPITRE IV

Quelques boosters naturels d'énergie

Nos vies modernes exigeantes font qu'il est devenu indispensable d'avoir recours à de petits coups de pouce naturels, même en ayant une très bonne hygiène de vie. Il s'agit de « super aliments » ou de compléments alimentaires qui, par leur apport nutritionnel et énergétique, permettent de prévenir ou combler les carences et booster son capital d'énergie. Enfin, le recours aux plantes adaptogènes peut être intéressant en période de stress ou de surmenage physique ou intellectuel.

1 - ALICAMENTS INTÉRESSANTS À INTÉGRER DANS VOTRE QUOTIDIEN

Les alicaments sont des aliments santé que l'on peut facilement intégrer dans son alimentation au quotidien. Il s'agit d'aliments naturels, non transformés, présentant des qualités nutritionnelles exceptionnelles. Ce sont en quelque sorte des « super-aliments ».

A - LES GRAINES GERMÉES : BIENFAITS ET CONSEILS D'UTILISATION

Les graines germées sont un véritable concentré de nutriments et d'énergie. Elles sont particulièrement riches en vitamines, minéraux, oligoéléments, et en enzymes directement bio-disponibles. Avec la germination, la valeur nutritive des graines est décuplée.

Il s'agit d'un super-aliment vivant et donc vitalogène (porteur de vie). Ses qualités revitalisantes, alcalinisantes et nutritives sont également reconnues. Intégrer des graines germées dans vos repas est l'un des meilleurs moyens de lutter contre les effets « secondaires » de nos modes de vie modernes. Stress, pollution et manque de contact avec la nature entraînent carences, dévitalisation, acidose et oxydation. Consommer des graines germées permet de donner au corps ce dont il a besoin pour faire face à ces agressions. On les intègre ainsi quasi systématiquement dans les cures de revitalisation en naturopathie.

Comment les consommer ?

On les consomme toujours crues afin de conserver leurs qualités nutritives. Vous pouvez les acheter « prêtes à l'emploi » en barquette au rayon frais des magasins bio, dans certains magasins ou restaurants bio ou les préparer chez vous (voir plus bas). Le principal avantage des graines germées en barquette est la facilité. Un autre avantage est que vous pouvez facilement tester différentes variétés de graines ainsi qu'acheter des mélanges. En revanche, le « fait maison » est économiquement beaucoup plus intéressant et les graines germées sont souvent beaucoup plus savoureuses.

Les graines germées sont très faciles à consommer. Vous pouvez, par exemple, les ajouter…

- à une salade de crudités ;
- à une soupe ou sur des légumes cuits « al dente » au moment de servir ;
- dans un jus de légumes frais (1 à 2 poignées dans un extracteur de jus) ;
- sur une tartine de pain semi-complet au levain biologique légèrement toastée (ou non) avec un peu de chèvre frais et/ou de l'avocat pour un en-cas particulièrement sain.

Attention : Certaines personnes très sensibles ne peuvent consommer des graines germées le soir car cela les empêche de dormir.

Faire germer des graines à la maison

Il n'y a rien de plus simple que de faire germer ses propres graines à la maison.

De quoi avez-vous besoin ?

- de graines à germer bio que vous trouverez facilement en magasin bio. Commencez par des graines faciles à faire germer comme les graines d'alfafa ou de luzerne. Vous pouvez aussi essayer les graines de radis, de brocolis ou de trèfle rouge ou un mélange « tout fait » de graines (plusieurs marques en proposent).
- d'un germoir. Il en existe trois types :

> les germoirs en verre sont constitués de bocaux en verre fermés par un couvercle tamis (couvercle perforé), d'un support et d'un égouttoir. Choisissez un germoir avec un tamis en inox ou en plastique alimentaire. Évitez le métal qui pourrait s'oxyder.

> les germoirs à étages se composent de plateaux de germination, d'un couvercle et d'un égouttoir.

> les germoirs automatiques sont intéressants pour les gros consommateurs de graines germées. Au-delà du fait qu'ils sont très simples d'utilisation, notamment grâce à leur système automatique de brumisation avec de l'eau filtrée, ils permettent une germination des graines plus rapide que les autres germoirs. Ils permettent également de faire pousser de l'herbe d'orge ou de blé. En revanche, ils nécessitent un peu de place dans votre cuisine et représentent un investissement conséquent.

Pour commencer, je recommande les germoirs en verre très faciles d'utilisation. Vous pouvez en avoir plusieurs et ainsi faire germer différents types de graines en même temps.

COMMENT FAIRE GERMER SOI-MÊME DES GRAINES

- Rincer soigneusement le germoir (bocal et tamis) à l'eau courante.
- Verser 1 cuillère à soupe de graines dans le bocal – quantité variable selon la variété des graines.
- Verser de l'eau de source ou de l'eau filtrée sur les graines jusqu'à la moitié du germoir.

- Visser le tamis en inox ou en plastique et laisser tremper une nuit. Ce trempage permet de lancer le processus de germination.

- Le matin suivant, jeter l'eau de trempage dans l'évier sans enlever le tamis. Rincer les graines à l'eau du robinet au jet puissant : une écume mousseuse s'évacue (ce sont les éléments indigestes des graines). Vider l'eau du germoir.

- Déposer le germoir sur son égouttoir à 45°, tête en bas, pour favoriser une aération optimale et éviter le développement de moisissures.

- Placer le bocal dans 1 pièce aérée (la cuisine est parfaite). Pas d'exposition directe au soleil.

- Rincer les graines 2 fois par jour, en général le matin et le soir. Si besoin, bien séparer les paquets de graines pour éviter les moisissures.

- Récolter vos graines au bout de 5-6 jours (temps variable en fonction des graines) dès que des pousses vertes apparaissent.

- Rincer généreusement les graines germées dans un saladier plein d'eau. Les égoutter dans une essoreuse à salade afin d'éliminer le maximum d'eau.

- À consommer dans les 5 à 7 jours (conservation au réfrigérateur dans une boîte hermétique après avoir été bien essorées).

Remarque : les graines mucilagineuses (ex. : moutarde, cresson, roquette, etc.) ont besoin de pousser sur une grille de façon à pouvoir les récolter en coupant les racines, contrairement aux graines non-mucilagineuses qui peuvent pousser dans un germoir en verre ou un germoir en étages.

B - LES ALGUES D'EAU DE MER : BIENFAITS ET CONSEILS D'UTILISATION

Les algues d'eau de mer sont très intéressantes d'un point de vue nutritif. Elles contiennent :

- des protéines d'excellente qualité (tous les acides aminés essentiels sont représentés) ;
- des quantités très faibles de lipides, sous forme d'omégas 3 bénéfiques pour la santé ;
- des mucilages qui facilitent le transit et sont de véritables agents de satiété.

Il s'agit de super-aliments très riches en minéraux, elles permettent donc de lutter contre l'acidose et ses effets. Consommer des algues, c'est bénéficier d'un apport important de minéraux très assimilables (assimilation variable selon les algues) :

- du **calcium**, entre 3 et 14 fois plus que dans le lait (et sans les graisses saturées et autres inconvénients des laitages) et autant que dans le sésame. Iziki, wakamé, aramé, kombu et laitue de mer sont les plus riches en calcium.
- du **fer**, surtout dans le nori et la laitue de mer.
- de l'**iode**, dans toutes les algues et en quantités très importantes dans la kombu et l'aramé.
- du **phosphore** (nori, wakamé, kombu, aramé).
- du **potassium** et du **magnésium** (toutes les algues).

- du **cuivre** (toutes les algues, mais en particulier dans la dulse).

- du **cobalt**, du **zinc** (toutes les algues).

- du **chrome, brome, silicium, fluor, argent, or, sélénium**… oligoéléments catalyseurs des processus vitaux (toutes les algues).

Et aussi… des vitamines A, B1, B2 (surtout la nori), B6, B12, PP, acide folique, C.

Attention :

- les algues ne sont pas des légumes mais des super-aliments concentrés à consommer quotidiennement en petites quantités : 5 grammes en poids sec (35 grammes frais ou rehydratés) ;

- les personnes intolérantes à l'iode ou souffrant d'hyperthyroïdie s'abstiendront d'en consommer.

Comment les consommer ?

Commencez en douceur à introduire les algues dans votre alimentation : achetez 2 ou 3 variétés en magasin bio, en sachets (algues déshydratées) ou au rayon frais (conservées au sel).

Pour les algues déshydratées, les faire tremper quelques minutes et les rincer 2 ou 3 fois afin de les réhydrater avant de les consommer. Pour les algues conservées au sel (rayon frais) : les rincer plusieurs fois pour éliminer le surplus de sel.

QUELQUES IDÉES :

- Faire cuire les légumes secs et légumineuses avec 2 à 3 cm d'algue kombu (préalablement rincée si au sel ou réhydratée quelques minutes à l'eau fraîche si déshydratée). Cette algue permet de réduire le temps de cuisson et d'améliorer la digestibilité des légumes secs et des légumineuses.
- Saupoudrer vos crudités avec une cuillère à café de paillettes d'algues (type « salade du pêcheur » vendue déshydratée), excellent par exemple avec une salade de chou mariné.
- Faire des papillotes de poisson à la vapeur avec un morceau de laitue de mer.
- Déguster un tartare d'algues sur un morceau de pain, sur du poisson ou des pommes de terre par exemple.

C - JUS VERTS ET JUS D'HERBES

Jus verts

Les jus verts sont des jus réalisés à partir de légumes verts. Ils sont considérés comme des super-aliments en naturopathie au vu de leurs nombreux bienfaits :

- **Véritable concentré de vitamines, minéraux et enzymes**, ils sont tout particulièrement riches en vitamines B notamment B9 (en revanche, ils ne contiennent pas de vitamine B12). Ils sont aussi riches en vitamines A et C ainsi qu'en divers minéraux tels que le calcium et le potassium. Comme tout aliment cru, leur pouvoir enzymatique est préservé. On veillera cependant à les consommer rapidement après l'extraction afin d'éviter l'oxydation du jus et la perte de ses qualités nutritives.

- **Bio-disponibilité des nutriments.** Les jus de légumes sont très faciles à digérer. Les fibres des légumes ayant été supprimées lors de l'extraction, le jus ne nécessite aucun processus de digestion pour que ses nutriments soient assimilés.
- **Richesse en chlorophylle.** La structure moléculaire de la chlorophylle est très proche de celle de l'hémoglobine, ce qui lui confère un vrai pouvoir d'oxygénation du sang.
- **Potentiel alcalinisant.** Les jus verts sont de véritables correcteurs des terrains acides. Ils sont par exemple très bénéfiques pour les grands stressés ou les hyperactifs qui nourrissent un terrain acide, ainsi que pour les personnes présentant un terrain inflammatoire.

Comment préparer un jus vert ?

Vous aurez besoin d'une machine pour extraire votre jus. Il en existe deux types :

- l'extracteur de jus est la solution idéale. L'extraction du jus se fait grâce à un système de vis rotative qui tourne à faible vitesse, écrase les légumes contre un filtre métallique et ainsi extrait le jus en le séparant des fibres. Ce processus d'extraction à froid permet de conserver un maximum de micronutriments (vitamines, minéraux et enzymes). Le rendement (quantité de jus produit par quantité de légumes) est également supérieur à celui des centrifugeuses. Par ailleurs, ces appareils permettent aussi d'extraire le jus d'une grande diversité de légumes et de fruits. La majorité de ces modèles permettent également de réaliser du jus d'herbe de blé ou d'orge (voir plus bas). Leurs deux principaux inconvénients sont le prix (même si les prix ont baissé ces deux dernières années, leur prix d'achat est encore supérieur à celui des centrifugeuses) et le temps de préparation du jus (certains modèles permettent maintenant d'insérer des légumes ou fruits quasiment entiers mais la majeure partie des extracteurs nécessitent de couper préalablement en petits morceaux les fruits et légumes).

- la centrifugeuse est une alternative possible. Elle a l'avantage d'être plus rapide (moindre besoin de couper les fruits et légumes en morceaux) et moins coûteuse qu'un extracteur de jus. En revanche, les jus réalisés à partir de centrifugeuses sont moins intéressants nutritionnellement : l'extraction à grande vitesse chauffe le jus, l'oxyde et lui fait perdre une grande partie de ses micronutriments. Le rendement est également plus faible. Cependant, si le prix ou le temps de préparation sont des freins, n'hésitez pas à investir dans une centrifugeuse !

Un conseil pratique qui vaut de l'or : lavez votre appareil avant de boire votre jus. Cela prend deux minutes et le nettoyage est beaucoup plus facile si les résidus solides n'ont pas eu le temps de sécher.

Comment choisir les ingrédients de votre jus vert ?

Le concombre constitue une bonne base pour un jus vert car il apporte beaucoup d'eau et est doux au goût. Sa richesse en potassium et sodium est très intéressante et il apporte également une bonne diversité de vitamines et minéraux.

Vous y associerez des légumes verts à feuilles (comme épinards, chou vert, kale, feuilles de blette) ou autres légumes verts (courgettes, fleurs de brocolis, céleri, fenouil, etc.).

En option, vous pouvez ajouter :

- un peu de légumes racines (carotte ou betterave) ou un fruit (pomme ou poire) afin d'adoucir la saveur de votre jus. Attention, n'oubliez pas que votre intention est de faire un jus de légumes verts et non un jus « bourré » de sucres : la quantité de légumes racines ou de fruits ne doit pas constituer plus de 1/3 de votre quantité de légumes.
- un super-aliment booster d'énergie tel que graines germées, spiruline, gingembre.
- un trait de jus de citron qui, au-delà de son apport gustatif, permet aussi de prolonger la conservation du jus.

Amusez-vous et testez des variantes. Vous trouverez ainsi votre ou vos jus préféré(s) !

Les jus doivent être bus le plus rapidement possible après leur extraction (idéalement maximum 15 minutes après) afin de limiter la perte de nutriments par oxydation.

Buvez vos jus de légumes idéalement à jeun le matin ou 30 minutes avant un repas afin de profiter au mieux de leurs bienfaits et ne pas complexifier votre digestion. Il n'y a pas vraiment de restriction de quantité mais je recommande de commencer par un jus par jour par précaution.

Jus d'herbe

Ces jus sont réalisés à partir d'herbe de blé ou d'orge que vous achèterez déjà poussée ou que vous aurez fait pousser vous-même. Il vous faudra un extracteur de jus pour extraire le nectar de cette herbe précieuse qui était déjà très largement utilisée pour ses pouvoirs détoxifiants et revitalisants chez les Esséniens. Le Centre Hippocrate aux États-Unis (Centre de revitalisation naturelle) obtient des résultats très intéressants sur la détoxification et la revitalisation lors de ses cures basées sur l'alimentation vivante et intégrant le jus d'herbe de blé.

Les bienfaits du jus d'herbe de blé sont nombreux :

- Détoxification via une concentration élevée de chlorophylle :

  > La chlorophylle est draineuse des toxiques, elle piège les molécules nocives auxquelles il est quasiment impossible d'échapper dans l'environnement actuel.

  > La chlorophylle est antibactérienne. Elle neutralise particulièrement les bactéries anaérobiques (qui se développent hors de présence d'oxygène) et est antifongique. Elle est ainsi une grande purificatrice du tube digestif et participe au maintien d'un écosystème stomacal et intestinal sain en combattant les bactéries et champignons délétères, notamment les *candidas*.

  > La chlorophylle est régulatrice du transit. Elle rééquilibre par exemple le terrain des personnes constipées en quelques jours.

  > La chlorophylle est une grande amie du foie, organe majeur pour la santé. Elle le détoxique et le débarrasse de ses graisses. Elle diminue également le taux de cholestérol.

- Revitalisation :

> Il s'agit d'un aliment vivant et donc vitalogène (porteur de vie).

> Son taux de chlorophylle en fait un « aliment » oxygénant et dynamisant : le jus d'herbe apporte le supplément d'oxygène dont on manque cruellement en vivant dans des environnements pollués ou en consommant une alimentation morte et dénaturée. Or, des cellules bien oxygénées sont aussi la garantie de cellules saines.

> C'est un aliment énergétique : chaque fois que nous mangeons des aliments riches en chlorophylle, nous absorbons aussi de l'énergie solaire rendue assimilable pour notre organisme. La chlorophylle est un pigment qui permet aux plantes, ou à certaines bactéries, de transformer l'énergie solaire en matière organique.

- Régénérateur sanguin :

> La chlorophylle a la même structure moléculaire que l'hémoglobine du sang, à la seule différence que la molécule centrale est composée de magnésium et non de fer.

- Il a des propriétés antioxydantes par sa richesse en caroténoïdes, protecteurs naturels de la chlorophylle, elle-même sensible à l'oxydation.

- Super aliment alcalinisant du terrain par excellence.

- Anti-anémie et équilibrant nutritionnel, notamment pour les personnes ne consommant que peu ou pas de légumes verts.

- Présence intéressante de minéraux : en premier lieu silice mais aussi phosphore, calcium et magnésium.

Pour optimiser les effets, on associe souvent, lors de l'extraction du jus d'herbe de blé, des graines germées d'alfafa et/ou de luzerne.

L'herbe de blé « se récoltant » avant l'apparition de la tige est plus un légume vert qu'une céréale et ne contient pas de gluten.

Comment consommer le jus d'herbe de blé ?

Buvez votre jus frais d'herbe de blé juste après son extraction. Commencez par 15 ml par jour à jeun le matin pendant une semaine. Vous pouvez ensuite augmenter jusqu'à 30-50 ml par jour avec une prise supplémentaire 30 minutes avant le déjeuner.

Vous pouvez aussi trouver de la poudre de jus d'herbe de blé ou d'orge. Le jus d'herbe d'orge a des propriétés très proches de celles du jus d'herbe de blé. La poudre est obtenue par un processus de déshydratation. Veillez à bien choisir de la poudre de jus d'herbe et non de la poudre d'herbe. Vérifiez également que la déshydratation du jus ait été réalisée à une température inférieure à 40° C afin de préserver un maximum de vertus. Cette poudre est à diluer à raison d'une cuillère à café (jusqu'à une cuillère à soupe) par jour dans un verre d'eau ou de jus de légumes et à boire 15 minutes avant les repas.

Les cures sont en général de 3 semaines à renouveler en fonction des besoins.

Attention : les personnes très fatiguées et/ou dévitalisées ne commenceront pas par une cure de jus d'herbe frais dont le pouvoir de détoxification serait trop puissant pour elles. On recommandera de commencer par remonter préalablement la vitalité avec d'autres super-aliments. La poudre de jus d'herbe de blé ou d'orge, qui a un pouvoir beaucoup plus faible de détoxification que le jus frais, pourra, elle, être conseillée.

D - GERME DE BLÉ

Embryon du grain, le germe de blé est la partie du grain la plus riche en éléments nutritifs. Il renferme tout le potentiel de vie du grain de blé : c'est lui qui donnera naissance à la plante.

Le germe de blé permet de prévenir ou combler les carences en vitamines B et E, en minéraux et en oligoéléments grâce à sa richesse :

- **en vitamines du groupe B** (sauf B12 dont les sources sont uniquement animales), en particulier en B1 (aussi connue comme thiamine), B6 (pyridoxine) mais aussi en B2 (riboflavine), B3 (niacine), B5 (acide pantothénique), B9 (acide folique). Ces vitamines sont souvent qualifiées de vitamines « énergétiques » (notamment B1, B2 et B3) car nombre d'entre elles contribuent à la transformation de notre alimentation (protéines, lipides et glucides) en énergie. Elles contribuent également à notre équilibre nerveux et nous permettent de mieux gérer le stress (notamment B6, B1, B5 et B8). En cela, elles agissent en synergie avec le magnésium et cela tombe bien car le germe de blé est également une source importante de magnésium.

- **en vitamine E.** 100 g de germe de blé couvre 122 % des apports journaliers recommandés en vitamine E[64]. La vitamine E est avant tout un antioxydant. Elle fluidifie le sang et protège des complications cardio-vasculaires.

- **en minéraux et oligoéléments,** notamment : phosphore, magnésium, manganèse, fer.

100 G DE GERME DE BLÉ	% AJR
Vitamine B1	174 %
Vitamine B2	38 %
Vitamine B3	39 %
Vitamine B5	29 %
Vitamine B6	138 %
Vitamine B9	16 %
Vitamine E	122 %
Magnésium	68 %
Phosphore	147 %
Potassium	46 %
Fer	61 %
Manganèse	62 %
Cuivre	40 %
Zinc	25 %

Source : www.informationsnutritionnelles.fr sur la base de la table de composition nutritionnelle des aliments Ciqual, 2013

64. Fiche nutritionnelle « Germe de blé », ANSES, table Ciqual, 2013.

Quelques conseils afin de bénéficier au maximum des bienfaits du germe de blé

- Choisissez un germe de blé de qualité bio.

- Préférez le germe de blé cru qui n'a subi aucune transformation et est donc le plus riche nutritionnellement. Si vous ne le trouvez pas sous cette forme, orientez-vous vers un germe de blé stabilisé qui aura été légèrement chauffé afin de favoriser sa conservation tout en gardant un maximum de nutriments.

- Le germe de blé étant très fragile, conservez votre paquet au réfrigérateur après ouverture afin que ce super-aliment ne s'oxyde pas et conserve toutes ses vertus nutritionnelles. La durée de conservation est d'environ 6 semaines pour un germe de blé cru et 6 mois pour un germe de blé stabilisé.

- Faites attention à la date de péremption sur l'emballage.

Comment le consommer ?

Le germe de blé est très facile d'utilisation. Il peut être utilisé au long cours (dans ce cas, prévoyez quand même des pauses dans votre consommation : 1 semaine par mois ou 2 jours par semaine par exemple) ou en cure de 1 mois. Comme tout super-aliment, on l'introduira progressivement en commençant par une cuillère à café afin de s'assurer qu'il est bien toléré.

Pour un adulte, la quantité recommandée est de 1 à 2 cuillères à soupe par jour.

Le germe de blé est à ajouter à des aliments froids ou tièdes. Étant très fragile, il faut être vigilant à ne pas le cuire ou le faire chauffer en l'ajoutant à des aliments trop chauds.

QUELQUES IDÉES

- Ajoutez votre germe de blé à votre petit-déjeuner en l'intégrant à votre porridge, smoothie ou autre préparation de petit-déjeuner ou pourquoi pas en le saupoudrant sur une belle salade de fruits maison.
- Ajoutez le germe de blé dans vos collations (compotes, desserts végétaux, smoothies, etc.).
- Répartissez le germe de blé sur vos salades de crudités ou vos légumes cuits (mais pas trop chauds).

Attention : les personnes allergiques ou intolérantes au gluten s'abstiendront d'en consommer.

2 - COMPLÉMENTS NUTRITIONNELS INTÉRESSANTS À UTILISER EN CURE

A – LE POLLEN FRAIS

Le pollen frais est un véritable cadeau de la nature ! Il s'agit d'une substance naturelle non élaborée par les abeilles. Au cours de leurs vols de fleurs en fleurs, les abeilles vont recueillir sur leurs pattes le pollen présent naturellement sur les étamines des fleurs (élément masculin de chaque fleur). C'est ainsi qu'elles assurent la pollinisation des fleurs. Compressé en pelotes, le pollen est conservé dans les alvéoles de la ruche et va servir à nourrir les larves. Les apiculteurs récupèrent le pollen transporté au moment où les abeilles arrivent à la ruche. Ils disposent des grilles devant l'ouverture et les abeilles perdent un peu de leur butin en rentrant chez elles.

Le nombre de vertus du pollen est immense. C'est notamment un régulateur du transit intestinal, un antioxydant, un immuno-stimulant, un protecteur cardio-vasculaire et un antifatigue physique et intellectuel Sa richesse en vitamines (notamment du groupe B mais aussi en vitamines E et C), en sels minéraux et oligoéléments (dont le sélénium, le potassium, le magnésium, le phosphore, le silicium, le soufre, le fer, le manganèse et le cuivre), en protéines (environ 15 à 20 % de sa composition) en fait un complément alimentaire polyvalent très intéressant.

Le pollen frais sera particulièrement indiqué pour ses vertus revitalisantes et antifatigue lors d'un sevrage de caféine mais aussi en cure régulière d'une à trois semaines plusieurs fois dans l'année (par exemple aux changements de saison) afin d'entretenir sa forme et éviter la fatigue.

Comment consommer le pollen frais ?

La forme de conservation qui permet au pollen de garder au mieux ses vertus est la congélation. Vous prendrez soin de conserver au congélateur la barquette que vous aurez achetée.

Le jour de votre première consommation, ouvrez un coin de la barquette et retirez-en l'équivalent de 3 grosses cuillerées à soupe que vous déposerez dans un petit récipient (bol ou pot de confiture) plus une cuillère à soupe pour votre consommation du jour. Remettez le reste de la barquette immédiatement au congélateur. Placez le bol ou le pot de confiture au réfrigérateur : son contenu servira à votre consommation quotidienne pendant les 3 jours suivants (sur la base d'une cuillerée à soupe tous les matins).

Cette procédure vous permettra de conserver toutes les propriétés nutritionnelles du pollen du premier au dernier jour de consommation. Une barquette vous permettra de faire une cure de 3 semaines environ.

Le pollen se consomme idéalement au petit-déjeuner et de préférence sur un estomac non vide – c'est-à-dire qu'on le consommera pendant le petit-déjeuner. Vous pouvez l'ajouter à une purée de fruits, une salade de fruits, un yaourt de brebis, à votre préparation de petit-déjeuner (froide et non chaude afin de conserver ses qualités nutritives).

Attention : par précaution, les personnes allergiques aux produits de la ruche éviteront sa consommation.

B - LA SPIRULINE

La spiruline fait partie de ce qu'on appelle communément la catégorie des « algues bleues ». On sait aujourd'hui que la notion d'algues bleues est un abus de langage : ces « algues bleues » sont en réalité plus proches des bactéries que des végétaux. C'est pourquoi on les range de plus en plus souvent dans la catégorie des « cyanobactéries » qui désignent des micro-organismes archaïques proches des premières formes de vie sur terre, apparue il y a environ 4 milliards d'années.

On trouve des traces de consommation régulière de spiruline dans les zones arides du bord du lac Tchad ainsi que, dans un passé plus lointain, chez les populations aztèques d'Amérique centrale.

La spiruline est très intéressante en cas de fatigue ou de baisse d'énergie. Elle est souvent décrite comme un « super-aliment » car son profil nutritionnel est l'un des plus complets que l'on puisse trouver dans la nature. De nombreuses études ont été réalisées à partir des années 1970 afin de mieux comprendre et valider les bienfaits de la spiruline. Ainsi, la FAO (Organisation des Nations Unies pour l'alimentation et l'agriculture) considère que sa richesse en protéines, en vitamines et en fer en fait « l'aliment idéal du XXIe siècle » et l'UNESCO que c'est « l'aliment idéal et le plus complet de demain ».

Dans son ouvrage *Spiruline, l'algue bleue de santé et de prévention*, le docteur Jean-Louis Vidalo[65] fait la synthèse des études réalisées sur les bienfaits de la spiruline et présente son large champ d'applications dans le domaine de la santé et de la prévention. À titre d'exemple, il rappelle que « 3 cuillères à soupe de spiruline contiennent autant de :

- protéines que 500 g de steak
- calcium que trois verres de lait
- fer que trois bols d'épinards
- bêta-carotène que dix-huit carottes
- vitamine B12 que 500 g de steak
- vitamine E que trois cuillères à soupe de germe de blé cru
- potassium que trois bols de riz
- acide gamma-linoléique que le lait maternel ou trois capsules d'huile d'onagre. »

65. Éditions du Dauphin, 2015.

L'intérêt de la spiruline pour prévenir ou lutter contre la fatigue réside dans sa richesse en l'ensemble des nutriments essentiels à notre organisme et à la synergie de ces nutriments. Par ailleurs, les nutriments de la spiruline sont particulièrement biodisponibles : l'enveloppe de la spiruline étant très fragile, elle se casse rapidement, sans cuisson ou traitements spéciaux. Tous les nutriments sont donc préservés et très facilement assimilables par l'organisme.

Intérêts nutritionnels de la spiruline

- **Source complète de protéines de qualité** et facilement assimilables. Elle contient tous les acides aminés essentiels et permet ainsi de prévenir les carences à l'origine de déséquilibres fonctionnels ou organiques, parmi lesquels asthénie, perte de mémoire, difficulté de concentration, etc. Elle contient également tous les acides aminés « non essentiels ».

- **Richesse en vitamines** (sauf vitamine C qui n'est pas présente dans la spiruline). Quelques exemples :

  > Vitamine A : la spiruline est l'une des sources naturelles les plus importantes de bêta-carotène : elle en contient 20 à 25 fois plus que la carotte. Le bêta-carotène a le pouvoir de se transformer en vitamine A en fonction des besoins de l'organisme.

  > Vitamines B. Parmi les apports les plus importants, le docteur Jean-Louis Vidalo cite notamment les suivants :

    - apports en vitamine B1 : « la spiruline est la deuxième source de vitamine B1, derrière la levure de bière » ;

- apports en vitamine B2 : « selon la Food and Drugs Association (FDA), deux cuillères à café de spiruline apportent 50 % de la dose quotidienne recommandée en vitamine B2 ou riboflavine », qualifiée de « vitamine du tonus » ;

- apports en vitamine B12 : la spiruline est « l'une des seules sources d'origine végétale disponibles » et « contient quatre fois plus de vitamine B12 que le foie de bœuf cru, longtemps donné comme sa meilleure source ». Elle est souvent recommandée aux personnes anémiées, aux enfants, aux convalescents, aux personnes âgées ainsi qu'aux végétariens ou personnes consommant peu de viandes afin de combler ou prévenir des carences.

> Vitamine E : la spiruline contient davantage de vitamine E que le germe de blé.

- **Apport de tous les oligoéléments et minéraux essentiels** sous une forme hautement assimilable (les chélates). La spiruline contient ainsi plus de calcium que le lait et est l'un des aliments les plus riches en magnésium. L'efficacité de la spiruline en cas d'anémie serait due à la haute biodisponibilité de son fer et à la similitude entre sa structure moléculaire et celle du sang : la chlorophylle possède un atome de magnésium en son centre alors que l'hémoglobine contient un atome de fer.

- **Richesse en antioxydants** : la spiruline est composée d'une quinzaine de pigments de plusieurs familles dont les caroténoïdes, la chlorophylle, la phycocyanine. Ces pigments sont des antioxydants qui vont notamment lutter contre les effets des radicaux libres et ainsi prévenir le vieillissement et favoriser la régénération. La phycocyanine stimule la formation des cellules du sang en reproduisant l'effet de l'EPO et contribuerait ainsi à une bonne oxygénation de notre organisme.

- **Très bonne source d'acides gras essentiels** dont notamment l'acide alpha-linolénique (catégorie des oméga 3) et l'acide gamma-linoléique (catégorie des oméga 6). Ces deux acides gras jouent un rôle anti-inflammatoire primordial dans notre organisme : l'acide gamma-linoléique est un précurseur des prostaglandines « anti-inflammatoires » PGE1 et l'acide alpha-linolénique un précurseur des prostaglandines également « anti-inflammatoires » PGE3.

Comment choisir une spiruline de qualité ?

- Vérifiez qu'il s'agisse bien d'*Arthrospira Platensis* ou d'*Arthrospira Maxima*, les deux souches comestibles.

- Choisissez une spiruline qui a été séchée de manière non agressive (séchage à basse température, en soufflerie ou sous vide) afin de conserver la majorité de ses micronutriments les plus fragiles.

- Privilégiez la spiruline en filaments. Cela peut parfois « croquer sous la dent » mais garantit un mode de séchage et de récolte de qualité permettant de conserver les principes actifs de la spiruline (notamment vitamines et enzymes). Par ailleurs, cette forme permet une meilleure traçabilité ; en effet, les spirulines en poudre peuvent parfois provenir de plusieurs sources de production.

- Faites attention à la spiruline dite « bio ». Il n'y a aucune possibilité de se prétendre « spiruline bio » en France actuellement car le cahier des charges n'est pas adapté à l'algoculture des micro-algues. Plutôt que de vous baser sur un étiquetage, recherchez un producteur artisanal transparent sur ses modes de culture, de récolte et de séchage. On trouve maintenant de nombreux producteurs en France qui vendent en direct leur récolte. Certains proposent même la visite de leur « ferme à spiruline ».

Comment consommer la spiruline ?

La spiruline ne présente aucun risque de toxicité tant qu'il s'agit d'une spiruline de qualité.

Commencez par une demi-cuillère à café par jour pendant une semaine pour aller progressivement jusqu'à une ou deux cuillères à café par jour en fonction des besoins. Deux types de cures sont possibles :

- cure aux changements de saison. On fera une cure de 1 mois qui pourra être renouvelée après une pause de 3 semaines.

- cure de rééquilibrage du terrain dans le cas d'une fatigue plus installée ou de besoins spécifiques (convalescence, régime végétarien, etc.) : prise de spiruline 5 jours sur 7 pendant 3 mois. Possibilité de renouveler après une pause d'un mois.

On privilégiera la consommation de spiruline le matin, midi ou après-midi mais on évitera d'en consommer le soir car elle peut avoir un effet stimulant chez certaines personnes.

La spiruline en filaments ou en poudre peut être facilement ajoutée :

- dans une préparation de petit-déjeuner de type porridge,

- dans une collation de type smoothie,
- dans un jus de légumes,
- dans un assaisonnement de salades ou de légumes en la mélangeant avec de l'huile,
- et pourquoi pas dans un tartare d'algues.

Certains effets secondaires peuvent apparaître mais restent rares et limités dans le temps. On note par exemple des troubles digestifs (ballonnements, accélération du transit, etc.) ou des troubles associés à un processus de détoxification (céphalées, fatigue, éruptions cutanées, etc.) en début de cure. Ces troubles sont transitoires et disparaissent rapidement. On minimise également leur apparition par l'augmentation progressive des doses journalières consommées.

C – L'EAU DE MER

Le plasma marin, mis au point par René Quinton et commercialisé depuis 1907, est une solution liquide produite à base d'eau de mer puisée en profondeur et filtrée. Il s'agit d'une dilution d'eau de mer naturelle (pH 7,2), préparée en milieu stérile, par des procédés spéciaux sans élévation de température, sans contact métallique ni électricité, de façon à ce que l'eau de mer conserve son équilibre moléculaire et son caractère de « milieu vivant ». On parle de dilution isotonique apyrogène :

- isotonique car la pression osmotique de ce plasma marin est sensiblement égale à celle du plasma sanguin, ce qui rend son absorption au niveau de l'intestin optimale ;

- apyrogène car cette solution ne contient aucune bactérie ou détritus microbiens pouvant déclencher une fièvre (réaction immunitaire de défense).

Le plasma de Quinton contient sous forme très biodisponible les minéraux et les oligoéléments dont notre organisme a besoin.

L'eau de mer est prélevée à 10 mètres de profondeur (zone de pénétration solaire) dans des conditions qui assurent la préservation de sa pureté.

René Quinton a démontré en 1904, que le plasma de Quinton est identique physiquement, chimiquement, physiologiquement à notre « milieu intérieur ».

Une cure d'eau de mer procure de nombreux bienfaits :

- régénération organique (remplacement graduel du milieu intérieur existant, appauvri ou souillé) ;
- ré-équilibrage (apport minéral, sous forme assimilable) ;
- recharge en oligoéléments, sous une forme naturelle, ce qui permet une oligo-synergie (renforcement mutuel de leurs actions).

Il existe deux versions, une isotonique et une hypertonique plus concentrée, proposées en ampoules. Toutes deux sont extrêmement efficaces en cure dans les cas d'asthénie et d'épuisement physique ou psychique, même si la version hypertonique est la plus conseillée.

Les cures peuvent aller de 3 semaines à 3 mois à raison de 1 à 3 (voire 4) ampoules par jour. Les ampoules se prennent à jeun en dehors des repas, en conservant le liquide une minute sous la langue et en évitant les prises le soir.

Pour un petit « coup de fouet », on choisira la version hypertonique sur une période de 3 semaines (2 à 3 ampoules par jour, voire 4 ampoules dans des cas très spécifiques).

Si l'objectif est d'effectuer un travail de rééquilibrage de terrain à long terme sur une asthénie profonde, on lui préférera la version isotonique sur une période de 2 mois (1 à 4 ampoules par jour).

De même, en cas d'hypertension, d'hyperthyroïdie ou d'insuffisance rénale même légère, on préférera la version isotonique en se limitant à 2 ampoules.

« Les contre-indications sont relatives et concernent l'hypertension artérielle lorsque le régime sans sel doit être prescrit, l'hyperthyroïdie avérée avec hypersensibilité à l'iode naturelle (ce qui est rare). »[66]

D – LE LAIT DE JUMENT

La jument, bien qu'herbivore, ne possède qu'un estomac, comme l'homme ; elle fait donc partie du groupe des monogastriques. La composition de son lait, de ce fait, se rapproche beaucoup de celle du lait de la femme. Il est très bien toléré par les enfants intolérants à tout autre lait et a été couramment utilisé pendant longtemps comme lait de substitution pour les nouveaux-nés en France. Il était également utilisé dans les campagnes jusqu'aux années 1960 par les médecins pour soigner grands et petits.

66. Kieffer Daniel, *Encyclopédie de revitalisation naturelle, op. cit.*

Le lait de jument est particulièrement indiqué pour :

- stimuler les défenses immunitaires,
- rééquilibrer la flore intestinale,
- régénérer l'organisme en profondeur.

La cure de lait de jument est revitalisante, régénérante et fortifiante. Notons, en particulier, les intérêts nutritionnels suivants du lait de jument

- **très grande digestibilité** grâce à son faible coefficient caséine/albumine.

- **action reconnue sur la flore intestinale**, notamment grâce à sa richesse en acides aminés essentiels et en glutamine indispensable pour la régénération de la muqueuse intestinale.

- **renforcement immunitaire**, notamment par la présence de lysozyme (présent dans le lait maternel mais absent du lait de vache) qui neutralise les bactéries pathogènes de la bouche au côlon, et de lactoferrine (rôle dans la réponse immunitaire de notre corps).

- **richesse en vitamines** particulièrement en vitamine C et en vitamine A. On y trouve également les vitamines D, E et toutes les vitamines du groupe B.

- **richesse en minéraux** : calcium, potassium, phosphore, sodium et magnésium. Le calcium, en grande partie sous forme ionique, est donc directement disponible et assimilable, et est très bien valorisé grâce à un rapport phospho-calcique égal à 2 (2 parts de calcium pour 1 part de phosphore) comme dans le lait de femme.

Cette valeur représente l'équilibre idéal pour une assimilation optimale du calcium chez l'enfant. Les oligoéléments, fer, zinc, cuivre et magnésium sont également très présents.

- **faible taux de lipides** constitués essentiellement d'acides gras essentiels

Comment consommer le lait de jument ?

Le lait de jument a une saveur sucrée, un léger goût de noisette/noix de coco. Il est très agréable à boire et est très léger.

Préférez autant que possible du lait de jument issu d'élevage respectueux des animaux. La biodynamie est dans ce cadre particulièrement intéressante car elle procure aux juments laitières une alimentation naturelle, équilibrée, biologique, d'une grande valeur nutritive. C'est également la garantie d'un élevage le plus naturel possible.

Le lait de jument se trouve principalement sous trois formes :

- conditionné en pack à conserver au congélateur. On boira un sachet de 125 ou 250 ml par jour, à jeun, dès décongélation (décongélation faite dans de l'eau tiède). Les cures auront une durée de 8, 15, 21 ou 30 jours. Cette forme est nutritivement la plus intéressante mais est onéreuse et nécessite un peu d'organisation.

- en gélules. Il s'agit d'une forme pratique mais moins efficace que le lait de jument frais. La posologie est de 3 gélules par jour à prendre à jeun sur une période de 21 jours.

- lyophilisé. Cette forme est issue de l'innovation des laboratoires Jum'Voilac. Cette transformation garantit une très bonne conservation des qualités nutritives du lait et une utilisation facile. C'est donc celle que je recommande. La posologie est de 2 à 3 cuillères doseuses 2 fois par jour (ou en une seule prise le matin), soit dilué dans 50 ml d'eau de source ou directement à faire fondre dans la bouche. On peut également le mélanger à une compote ou un yaourt. La cure sera d'un mois.

3 - UN PETIT COUP DE POUCE SUPPLÉMENTAIRE GRÂCE À NOS AMIES LES PLANTES ADAPTOGÈNES

A - PRINCIPES DES PLANTES ADAPTOGÈNES ET CONSEILS D'UTILISATION

Le mot « adaptogène » vient du latin « adaptare » qui signifie « ajuster » et du grec « genes » qui signifie « né de » ou « produit par ». Ce terme a été créé en 1947 par le pharmacologiste russe Lazarev qui a proposé une première définition de la notion d'adaptogène : « Agent qui permet à l'organisme de se défendre contre des agents de stress physiques, chimiques ou biologiques en générant une résistance non-spécifique. »

En 1969, les professeurs russes Brekhman et Dardymov de l'institut de physiologie et pharmacologie de Vladivostok ont ensuite identifié des critères permettant de qualifier une substance d'adaptogène :

- production au sein de l'organisme d'une réponse non spécifique avec augmentation de la capacité de résistance contre les multiples agents de stress aussi bien physiques, chimiques que biologiques ;

- normalisation des paramètres physiologiques indépendamment des modifications provoquées par l'agent de stress ;

- optimisation des fonctions normales du corps au-delà du gain nécessaire de résistance au stress ;
- non toxicité et sans danger.

En 2009, les chercheurs suédois Panossian et Wikman complètent cette définition des adaptogènes en les décrivant comme des plantes permettant :

- d'augmenter l'attention et l'endurance en cas de fatigue ;
- de prévenir/atténuer/diminuer les méfaits et désordres au niveau immunitaire et neuro-endocrinien induits par le stress.

La consommation de caféine est en grande partie liée à un besoin de trouver de l'énergie en situation de surmenage ou de stress, en cas de sollicitations intellectuelles et physiques importantes ou en cas de fatigue chronique se traduisant par exemple par une difficulté à « se réveiller » le matin et à démarrer sa journée. Les plantes adaptogènes sont particulièrement indiquées dans toutes ces situations. Ainsi, utilisées intelligemment, elles permettent de ne pas succomber aux « sirènes » de la caféine…

Comme toutes plantes, leur utilisation devra se faire sur les conseils d'un naturopathe ou d'un phytothérapeute. En effet, le ginseng ou l'éleuthérocoque sont par exemple particulièrement indiqués en cas d'asthénie et de convalescence ainsi que pour le soutien de l'effort physique ou la hausse des rythmes de travail (elles aident à la concentration et à la mémorisation). En revanche, on les évitera lorsque cette fatigue s'accompagne d'état anxieux ou de problèmes de sommeil. On préférera alors la rhodiola qui prévient la fatigue mais a également un effet probant et rapide sur le stress et l'anxiété (elle est cependant à éviter en cas de troubles bipolaires).

B - ZOOM SUR QUELQUES PLANTES ADAPTOGÈNES

L'utilisation des plantes présentées dans ce chapitre devra se faire sur les conseils d'un naturopathe ou d'un phytothérapeute qui pourront vous indiquer la meilleure plante en fonction de vos besoins et votre historique médical. Ils seront également à même de vous conseiller la meilleure forme galénique et la posologie adaptée.

Le ginseng (panax ginseng)

Plante mythique d'Extrême-Orient, le ginseng fait partie de la pharmacopée de la médecine chinoise depuis plus de 2000 ans. Il est utilisé comme fortifiant, dynamisant de l'énergie vitale (le Qi) et stimulant cardiaque.

Parmi les vertus attribuées au ginseng, on note :

- **l'amélioration des capacités physiques** : le ginseng est traditionnellement utilisé dans les asthénies fonctionnelles afin de tonifier l'organisme des personnes fatiguées ou affaiblies, de rétablir la capacité de travail physique et de concentration intellectuelle, de permettre aux convalescents de reprendre des forces.

- **l'amélioration des capacités intellectuelles** : le ginseng améliore l'adaptation au stress, l'humeur, les performances cognitives dont la concentration et l'attention. Il réduit également la fatigue intellectuelle.

- **une action immuno-stimulante.**

- **des propriétés antioxydantes.**

- **une action régulatrice du métabolisme glucidique** : le ginseng abaisse significativement la glycémie postprandiale (après repas) et le poids corporel des diabétiques non-insulino-dépendants.[67,68]

Le ginseng est une plante de choix pour les personnes fatiguées, en situation de surmenage et de fatigue intellectuelle, ou souffrant de troubles cognitifs lors de stress chroniques ou répétés ; les étudiants en préparation d'examen ; les convalescents et les personnes âgées avec des troubles débutant de la mémoire ou difficulté d'acquisitions de nouvelles connaissances.

Il permet de conserver et de trouver l'énergie nécessaire pour faire face à des périodes de travail physique ou intellectuel important.

Peu toxique, il n'est pas à proprement parler un excitant et ne trouble pas le sommeil. Il ne crée pas non plus d'accoutumance.

Cependant, comme tout « remède », on évitera une utilisation prolongée et excessive afin de prémunir tout désagrément. On veillera également à terminer les cures de ginseng progressivement : des arrêts brutaux ont pu quelquefois occasionner des chutes de tension artérielle.

Le ginseng est déconseillé en cas d'hypertension artérielle sévère et de psychose.

67. SOTANIEMI EA *et al.*, « Ginseng therapy in non-insulindependent diabetic patients. » *Diabetes Care*, 1995.
68. REAY JL *et al.* « Single doses of Panax ginseng (G115) reduce blood glucose levels and improve cognitive performance during sustained mental activity. » *J. Psychopharmacol*, 2005.

L'éleuthérocoque (Eleutherococcus senticosus)

L'éleuthérocoque est l'une des plantes adaptogènes les plus célèbres.

Connu depuis l'Antiquité pour accroître la longévité, l'éleuthérocoque est utilisé en Russie comme plante thérapeutique depuis la fin des années 1950. Surnommé le ginseng de Sibérie, il est aux Russes ce que le ginseng est aux Chinois : une plante stimulante et adaptogène.

Comme toute plante adaptogène, l'éleuthérocoque permet à notre organisme de s'adapter lorsque nous sommes soumis à des stress physiques ou psychiques. Ses propriétés sont nombreuses, on peut notamment citer :

- une meilleure adaptation au stress – propriété clairement démontrée par des études réalisées auprès d'animaux et également chez l'homme en situation de stress[69].

- une augmentation des performances physiques. Là encore des études, cette fois réalisées auprès de sportifs, ont montré notamment une augmentation de la capacité à l'effort et la diminution du rythme cardiaque[70].

- une action neuroprotectrice, avec en particulier la régénération des axones et des dendrites des neurones endommagés lors de la maladie d'Alzheimer[71].

- une activité cardioprotectrice et régulatrice de la tension artérielle.

---

69. Institut Européen des Substances Végétales, « L'éleuthérocoque », 2012.
70. *Idem.*
71. TOHDA C. *et al.* « Inhibitory effects of Eleutherococcus senticosus extracts on amyloid ß(25-35)- induced neuritic atrophy and synaptic loss. » *J. Pharmacol.Sci.*, 2008.

- **une action hypoglycémiante.**
- **une action immuno-stimulante.**

L'éleuthérocoque sera donc particulièrement conseillé :

- pour lutter contre une fatigue physique associée à une baisse de la performance intellectuelle ;
- pour préparer une épreuve sportive ;
- en prévention d'un risque d'épuisement nerveux lors d'un stress chronique ;
- en cas de troubles de la mémoire chez la personne âgée ;
- mais aussi en prévention d'infections à répétition, en cas de diabète léger, de palpitations, tachycardie, etc.

On évitera son utilisation en cas d'hypertension artérielle.

L'ashwagandha (Withania somnifera)

L'ashwagandha, considéré comme le « ginseng indien », redonne force et vitalité. C'est un tonique général.

La racine d'ashwagandha est originaire des régions arides de l'Inde mais on la trouve aussi sur le continent africain (plus particulièrement au nord) ainsi qu'au Moyen-Orient. Elle est également cultivée sous des climats plus doux, y compris aux États-Unis. En sanskrit, ashwagandha signifie « force d'un cheval ».

L'ashwagandha est utilisé par les praticiens ayurvédiques comme tonique antifatigue. Comme toute plante adaptogène, il aide l'esprit et le corps à mieux s'adapter au stress. Il est donc particulièrement indiqué pour les personnes surmenées et/ou faisant face à des situations stressantes. Il assure une bonne qualité de sommeil et permet également de stimuler l'immunité. Enfin, il a des propriétés aphrodisiaques.

Par précaution, on déconseille l'utilisation d'ashwagandha chez les femmes enceintes ou allaitantes.

La rhodiola

La Rhodiola rosea est une plante adaptogène, stimulante et antistress, originaire des pays froids tels que Sibérie et pays scandinaves. Les premières études sur la rhodiola datent des années 1960[72]. Ces recherches ont confirmé les vertus fortifiantes et toniques de cette plante utilisée traditionnellement par les montagnards de Sibérie et les Vikings pour lutter contre le froid et améliorer leurs capacités de résistance.

Il s'agit d'une plante antistress et antifatigue par excellence :

- elle **stimule les performances mentales** (fonctions cognitives, concentration, mémoire, attention) en situation de stress et de fatigue ;
- elle **améliore les performances physiques**, amplifie la résistance à l'effort et accélère la récupération des muscles après effort ;
- elle **stimule l'humeur** et aide à lutter contre la déprime.

72. Astier Jean-François, « Rodhiola Rosea, pour le tonus, le moral et la libido », *Plantes & Santé,* 2010.

Elle permet d'entretenir un sentiment de bien-être et de forme générale et de s'adapter aux exigences de la vie moderne.

En raison d'un manque de données toxicologiques complètes, la racine de rhodiola est contre-indiquée en cas de grossesse. Les personnes atteintes de psychose maniacodépressive éviteront également d'en consommer.

Le gingembre (Zingiber off. radix)

Le gingembre est un stimulant général. En médecine traditionnelle chinoise, le gingembre est connu pour tonifier le yang. Il réchauffe et tonifie, redonne peps et tonus en période de fatigue.

Il est également connu pour **faciliter la digestion**. On recommande cette plante contre le mal des transports, les nausées de la femme enceinte mais aussi pour soulager les douleurs inflammatoires et contrôler la glycémie.

De saveur plutôt feu, le gingembre est pour autant un **excellent anti-inflammatoire** (et **antioxydant**). Il est conseillé en cas de douleurs ou gonflements articulaires ainsi que comme **protecteur de la muqueuse de l'estomac**.

On le consommera comme épice culinaire pour relever riz, poissons, légumes, etc. On appréciera sa saveur légèrement piquante dans un jus de légumes.

Si besoin, il peut également être consommé sous forme de compléments alimentaires.

Les personnes sensibles aux épices seront vigilantes et veilleront à tester d'abord de petites doses.

Le bourgeon de cassis (Ribes nigrum L.)

Le bourgeon de cassis est l'un des extraits de gemmothérapie (branche de la phytothérapie utilisant les bourgeons, jeunes pousses et radicelles) le plus polyvalent.

Il permet d'optimiser la réponse de notre organisme au stress en soutenant les corticosurrénales en charge de produire le cortisol qui permet de libérer l'énergie dont le corps a besoin en situation de stress.

Il **soutient le système immunitaire** et est très intéressant en cas d'allergie. Il est également reconnu pour son **action anti-inflammatoire**.

Le bourgeon de cassis va être intéressant dans les cas de fatigue, de manque d'ardeur. Il **lutte contre les somnolences**, exerce un **effet tonique sur les surrénales**, ce qui a pour conséquence d'augmenter le cortisol sanguin et de lutter contre les fatigues par épuisement surrénalien (« je suis vidé »).

Aucune contre-indication ou dépendance n'ont été constatées. Il semble donc un « remède » tout indiqué en remplacement du « shoot » de caféine !

CHAPITRE V

Quelques exercices pour chasser la fatigue

Avoir une hygiène de vie adaptée est la première étape afin d'entretenir une énergie de qualité sur le long terme (voir chapitre 3). En complément, il est conseillé d'avoir recours à des boosters naturels d'énergie, au quotidien ou en cure, comme les super-aliments, certains compléments naturels ou les plantes adaptogènes (voir chapitre 4).

Ce dernier chapitre présente quelques exercices simples que vous pouvez intégrer dans votre quotidien pour maintenir une énergie de qualité ou auxquels vous pouvez avoir recours ponctuellement pour chasser la fatigue.

1 - APPRENDRE À RESPIRER POUR MAINTENIR SA VITALITÉ AU TOP

A - SANS OXYGÈNE, PAS DE VIE

Il faut manger et boire pour survivre mais avant tout il faut respirer. On dit que l'on peut survivre 30 jours sans manger, 3 jours sans boire et seulement 3 minutes sans respirer. Bien évidemment, les personnes pratiquant un entraînement intensif (et non sans danger) peuvent dépasser ces 3 minutes jusqu'à atteindre plus de 20 minutes pour les recordmens du monde d'apnée statique.

Les cellules de l'organisme synthétisent en permanence les substances dont notre corps a besoin pour fonctionner. La plus grosse partie de leur travail est la synthèse des protéines qui représentent entre 12 et 18 % de la masse corporelle et assurent de nombreuses fonctions : enzymes, hormones, anticorps sont des protéines, sans parler de nos cellules qui sont elles-mêmes constituées en grande partie de protéines. Les cellules produisent également de l'énergie qu'elles utilisent pour leur propre fonctionnement et leur travail de synthèse mais aussi pour d'autres fonctions du corps (ex. : contraction d'un muscle).

Pour bien effectuer leur travail, les cellules ont besoin de nutriments mais aussi d'oxygène. Les nutriments sont apportés par la nourriture et l'oxygène par la respiration. Aucune cellule ne peut assurer ses fonctions correctement sans oxygène. Le cerveau est lui-même le plus gros consommateur d'oxygène – jusqu'à 20 % de la consommation en oxygène de l'organisme.

La respiration permet également d'éliminer le dioxyde de carbone (CO_2) qui aura été produit par le travail cellulaire.

Mais la respiration a d'autres fonctions essentielles à l'homéostasie. L'homéostasie regroupe tous les mécanismes physiologiques de notre corps, intervenant en permanence sans que nous en soyons conscients pour le maintien d'un fonctionnement optimal du corps. Le système respiratoire participe à la régulation du pH sanguin et contient des récepteurs qui interviennent dans l'olfaction. La respiration a également une action directe sur le système nerveux neurovégétatif. Ainsi, le stress va modifier la respiration : on note une accélération du rythme respiratoire, une diminution de l'amplitude et une modification du lieu de la respiration qui sera plutôt thoracique en situation de stress. À l'inverse, en modifiant sa respiration et en pratiquant une respiration ventrale, ample et calme, on arrive à tranquilliser le système nerveux en activant le système nerveux parasympathique.

On distingue trois grandes étapes dans la respiration :

- la ventilation pulmonaire qui correspond au mécanisme d'inspiration et d'expiration par lequel l'air circule entre l'atmosphère et nos poumons ;

- la migration des gaz qui correspond aux échanges gazeux entre les alvéoles pulmonaires et le sang ;

- la respiration cellulaire qui correspond aux échanges gazeux entre le sang et les cellules. L'oxygène va passer du sang à nos cellules (plus précisément aux mitochondries de nos cellules). Cet oxygène va permettre le catabolisme (dégradation) du glucose afin de produire de l'ATP (Adénosine Triphosphate). Le dioxyde de carbone qui aura été généré passera dans le sang pour être éliminé ensuite par les poumons (respiration), ainsi que par les reins (urines).

ATP (ADÉNOSINE TRISPHOSPHATE)

L'adénosine trisphosphate est la molécule qui fournit l'énergie nécessaire aux cellules. Cette énergie sert notamment aux contractions musculaires, aux transports de substances à travers les membranes cellulaires, à la synthèse de molécules à partir de molécules plus petites et à la production de chaleur.

En résumé : pas d'énergie sans oxygène !

La respiration cellulaire comprend un grand nombre de réactions mais on la résume souvent avec la formule suivante : 1 glucose + 6 oxygène (O_2) => 36 ou 38 ATP + 6 dioxyde de carbone (CO_2) + 6 eau (H_2O)

B - POURQUOI MANQUONS-NOUS D'OXYGÈNE AUJOURD'HUI ?

L'air constitue le premier des éléments nécessaires à la vie. Chaque jour, environ 15 000 litres d'air transitent par nos voies respiratoires. L'air contient environ 21 % d'oxygène, ce qui est largement suffisant pour nos besoins. Cependant, nous sommes nombreux à souffrir d'un manque d'oxygénation.

Les causes d'hypoxie (déficit en oxygène de nos tissus) ne manquent pas :

- pollutions atmosphériques (gaz, poussières, etc.),
- tabagisme (voir page 166),
- stress. Il modifie la respiration : les amplitudes sont réduites, la respiration est haute (thoracique), le diaphragme est contracté et limite l'amplitude de respiration. Trop de stress va réduire petit à petit la capacité respiratoire.
- sédentarité. L'exercice physique est la garantie d'une bonne respiration et donc d'une bonne oxygénation. À l'inverse, la sédentarité favorise une respiration contrainte et de plus en plus réduite.
- âge. Avec l'âge, la capacité naturelle de nos cellules à capter l'oxygène diminue.
- état de santé général. Les personnes souffrant de pathologies respiratoires comme l'asthme ou les bronchites chroniques n'ont pas une capacité respiratoire optimale. De même que les personnes souffrant de surpoids qui ont souvent le « souffle court » ou les personnes avec du cholestérol qui n'ont pas une circulation sanguine optimale.

La conséquence de l'hypoxie est que la cellule aura moins d'oxygène et donc que sa capacité à libérer de l'ATP sera moindre. Pour 1 molécule de glucose et 6 molécules d'oxygène, on obtient 36 ou 38 ATP. Sans oxygène, cette production n'est que de 2 ATP. Toute l'activité cellulaire, et cela dans l'ensemble du corps, sera affectée d'un manque d'oxygène avec pour conséquence : fatigue, dysfonctionnements divers (difficulté de mémorisation, baisse des fonctions cognitives, problèmes de sommeil, de digestion, de récupération, etc.) et production de radicaux libres.

L'EFFET NÉFASTE DU TABAC SUR L'OXYGÉNATION CELLULAIRE

Plusieurs substances entrent en jeu. Le monoxyde de carbone entraîne une diminution de l'oxygénation des tissus et une mauvaise microcirculation sanguine. L'action vasoconstrictrice et thrombogène de la nicotine a pour conséquence une diminution du flux sanguin et de l'apport d'éléments nutritifs nécessaires à la cicatrisation des tissus. Fumer une seule cigarette a un effet vasoconstricteur d'une heure et demi quand un paquet entier entraîne une hypoxie pendant toute une journée. Cette diminution de la microcirculation cutanée et l'hypoxie sont les causes principales de l'effet néfaste du tabagisme sur la cicatrisation cutanée et celle des tissus profonds.

C - LES RESPIRATIONS QUI BOOSTENT LA VITALITÉ ET L'ÉNERGIE

La respiration occupe une place de choix en tant que technique de santé en naturopathie holistique. Je vous propose trois respirations permettant de booster vitalité et énergie. Toutes ces respirations se pratiquent par le nez, dans un endroit calme.

Précautions pour les exercices respiratoires :

- ne jamais forcer l'inspiration ;

- rester à l'écoute de ses ressentis. Ainsi, de petits vertiges ou contractions peuvent se faire sentir. Ils doivent rester légers et momentanés pour ensuite laisser place à une sensation de bien-être. Dans le cas contraire, il est conseillé d'arrêter l'exercice.

Optimiser l'oxygénation cellulaire avec la respiration en triangle « tête en bas »

Un cycle de respiration se compose d'une inspiration et d'une expiration. L'inspiration est dite active : la contraction des muscles de l'inspiration (diaphragme, muscles intercostaux externes) provoque l'accroissement du volume des poumons et entraîne l'inhalation. L'expiration « normale » (c'est-à-dire si on ne cherche pas à la modifier) est, elle, dite passive : le diaphragme et les muscles intercostaux externes se relâchent entraînant une diminution du volume des poumons et l'expiration.

La respiration du triangle tête en bas, ou triangle inversé, permet d'inclure dans un cycle de respiration une rétention d'air à poumons pleins qui permet d'optimiser l'oxygénation. Concrètement, on inspire, on garde l'air puis on expire. Et on recommence.

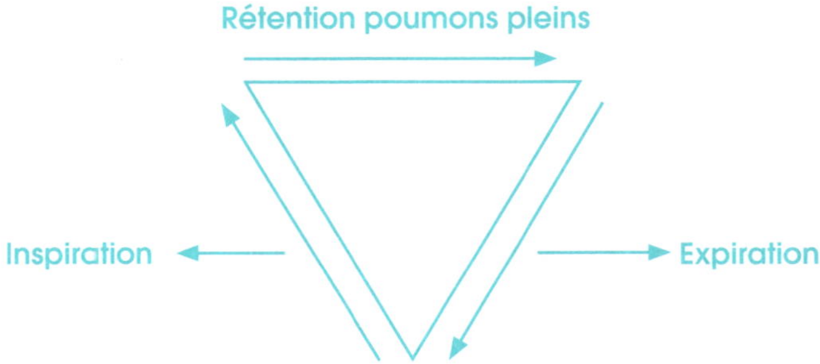

L'idéal est de jouer sur les temps d'inspiration, de rétention et d'expiration.

Vous pouvez commencer par une inspiration sur 3 temps, une rétention sur 3 et une expiration sur 6 également. La respiration se fait par le nez.

Puis quand vous êtes à l'aise, petit à petit, passez à une inspiration de 4 temps, une rétention de 4 puis une expiration de 8. Et enfin à une inspiration de 4 temps, une rétention de 8 et une expiration de 8 également.

Cette respiration peut se pratiquer plusieurs fois dans la journée par cycle de 10 à 15 respirations.

Afin d'optimiser les effets, vous pouvez associer une visualisation à cet exercice. Par exemple, visualiser :

- à l'inspiration, que vous inspirez de l'énergie/de la lumière ;
- au moment de la rétention, que cette énergie/cette lumière se diffuse dans tout votre corps ;
- à l'expiration, que vous expirez votre fatigue.

Chasser la fatigue avec la respiration complète

Cette respiration correctement pratiquée fait merveille pour chasser la fatigue à tout moment de la journée. Elle est également calmante et antistress grâce au massage du plexus solaire.

- Asseyez-vous le dos droit mais pas raide, le menton légèrement rentré et les cervicales légèrement étirées. Vos jambes sont légèrement écartées et vos pieds posés bien à plat sur le sol. Si vous le souhaitez, vous pouvez fermer les yeux afin de bien ressentir l'exercice. Il est également possible de faire cet exercice allongé, ce qui le rend plus facile pour certaines personnes.

- Posez votre main droite au milieu de votre poitrine et votre main gauche sur votre ventre.

- Respirez par le nez pendant tout l'exercice.

- Respirez tranquillement pendant une à deux minutes en essayant de repérer où se situe votre respiration : est-ce que par exemple vous respirez plus par votre ventre ou votre thorax ?

- Puis, amplifiez le gonflement de votre poitrine à l'inspiration : votre main droite s'élève, vous sentez vos côtés s'élargir, et vos clavicules légèrement se lever. Veillez à garder vos épaules et votre visage bien détendus. Votre poitrine s'abaisse naturellement à l'expiration. Faites 5 à 10 respirations comme ceci.

- Puis concentrez-vous sur votre respiration abdominale. Imaginez votre ventre comme un ballon qui se gonfle à l'inspiration (en repoussant votre main gauche) et se dégonfle doucement à l'expiration. Essayez cette fois de ne pas gonfler votre poitrine. Faites 5 à 10 respirations comme ceci.

- Enfin, tentez la respiration complète sur 3 à 12 respirations. Expirez profondément puis commencez par inspirer en gonflant lentement votre ventre puis en faisant monter l'inspiration au niveau de la poitrine (votre thorax s'élève, vos côtes s'écartent légèrement, vos clavicules s'élèvent légèrement). À la fin de l'inspiration, expirez tranquillement en commençant par vider votre thorax puis votre ventre en le rentrant légèrement. Vous ne devez forcer votre respiration à aucun moment et ne ressentir aucune crispation.

- Pendant toute la respiration, vous devez ressentir un sentiment de bien-être et de plénitude. Cet exercice est à répéter 2 à 3 fois par jour.

Booster son énergie avec la respiration rénale

Cette respiration peut se pratiquer autant que nécessaire dans la journée, idéalement par des cycles de 3 à 5 respirations. Là encore, les respirations se feront par le nez.

Assis sur une chaise, penchez-vous en avant et placez les mains à plat au niveau des reins, doigts sur la colonne vertébrale (les reins se situent au niveau des côtes flottantes).

Inspirez en tâchant de gonfler la zone des reins sous vos mains. Afin de mieux sentir l'exercice au début, il est possible de mettre un coussin sur ses cuisses : la compression de l'abdomen par le coussin au moment de l'inspiration favorise la dilatation de la région rénale et rend l'exercice plus facile.

À l'expir, les mains retrouvent leur position de départ.

Cette respiration peut être associée à quelques percussions sur la zone des surrénales :

- inspirez ;
- en rétention pleine, effectuez quelques percussions douces de la zone avec les poings en gardant les poignets souples ;
- expirez.

D - LE BOL D'AIR JACQUIER®

Le bol d'air Jacquier est un procédé qui a été inventé par M. René Jacquier, ingénieur chimiste français, afin d'apporter une réponse à la sous-oxygénation cellulaire. Il ne s'agit pas d'inhaler plus d'oxygène mais d'améliorer le transport de l'oxygène dans le sang et sa libération dans les cellules.

Le bol d'air utilise un produit, nommé Orésine, qui n'est autre que de l'huile essentielle de résine de pin des Landes distillée à la vapeur d'eau. Or, l'essence de résine de pin est riche en pinènes (molécules aromatiques de la famille des terpènes). Dans certaines conditions, ces pinènes se chargent d'oxygène (phénomène de péroxydation) et favorisent l'oxygénation cellulaire. Les pinènes de l'Orésine sont peroxydés par le bol d'air Jacquier, appareil spécialement conçu à cet effet. On constate deux bienfaits principaux :

- **meilleure distribution de l'oxygène aux cellules** grâce à une meilleure captation par l'hémoglobine des pinènes péroxydés (c'est-à-dire oxygénés) que de l'oxygène seul ;
- **meilleure libération de l'oxygène dans les cellules**.

Les effets ne se limitent pas à la séance mais se prolongent jusqu'à 2 à 4 heures après. De nombreuses études scientifiques ont été réalisées et démontrent les bienfaits du bol d'air :

- mise à la disposition des cellules d'une plus grande quantité d'oxygène[73] ;

73. Mercier, Béatrice, *Bol d'air Jacquier® : évaluation des effets biologiques et antiradicalaires des terpènes péroxydés*, Univerisité de Bourgogne, 2008.

- amélioration de l'endurance et de la récupération à l'effort des sportifs ;

- action antivieillissement grâce à la production d'anti-radicalaires.

Comment l'utiliser ?

Le bol d'air Jacquier s'utilise au quotidien ou en cure de 3 semaines. Les appareils sont disponibles à la vente ou à la location.

Commencez par :

- 3 minutes 1 fois par jour pendant 2 à 4 jours,

- puis 2 fois par jour pendant 2 à 4 jours,

- puis 3 fois par jour.

Avant toute utilisation, demandez l'avis d'un praticien de santé.

2 - SE DYNAMISER AVEC L'OLFACTOTHÉRAPIE

A - PRINCIPES DE L'OLFACTOTHÉRAPIE

L'olfactothérapie est l'une des méthodes les plus faciles pour bénéficier des bienfaits des huiles essentielles. Vous pouvez y avoir recours à tout moment de la journée.

Les huiles essentielles sont des composés aromatiques complexes. Elles sont extraites de plantes aromatiques (fleurs, feuilles, peau des fruits, bois ou écorces, racines ou graines) le plus souvent par distillation à la vapeur d'eau.

La respiration joue un rôle important pour optimiser l'effet de l'huile essentielle utilisée en olfaction. Ainsi, pour un effet dynamisant, on utilisera une « apnée pleine » qui favorisera une bonne assimilation physiologique mais aussi une bonne imprégnation des informations psycho-émotionnelles véhiculées par l'huile essentielle. Vous pouvez par exemple utiliser la respiration en triangle tête en bas ou triangle inversé présentée pages 167-168.

Comment pratiquer ?

- Installez-vous confortablement et prenez conscience de ce moment (par exemple, en faisant quelques respirations tranquilles, assis sur une chaise les pieds posés au sol ou en position de méditation sur un coussin, le dos bien droit et la nuque étirée).

- Prenez une inspiration profonde par le nez en inhalant l'huile essentielle. L'inhalation peut se faire au bouchon, au flacon (mettez le bouchon ou flacon au niveau de votre ventre et remontez-le doucement vers votre nez, arrêtez-vous quand vous commencez à sentir l'huile essentielle) ou sur vos poignets (déposez une goutte d'huile essentielle sur un poignet, frottez doucement les deux poignets, rapprochez vos deux poignets de votre nez et inspirez doucement) pendant 3 à 4 secondes.

- Restez poumons pleins pendant 5 à 7 secondes (ne jamais forcer !).

- Puis expirez en relâchant l'air par la bouche pendant 3 à 4 secondes.

- Répétez cette respiration une dizaine de fois.

Quelles huiles essentielles ?

Vous trouverez ci-après 7 propositions d'huiles essentielles. Laissez-vous guider par votre ressenti quand vous respirerez l'huile afin de savoir si c'est celle qui vous convient, qui vous parle en ce moment. On se trompe rarement ! Votre choix peut varier d'un jour à un autre.

Les huiles essentielles les plus « évidentes » en cas de fatigue sont l'épinette noire, le pin sylvestre ou le citron. Cependant, la fatigue pouvant avoir de multiples causes, les huiles essentielles de sarriette, de basilic, de menthe poivrée ou de ravintsara peuvent également être parfaitement indiquées.

Pour choisir une huile essentielle de qualité, faites attention aux informations suivantes :

- le nom courant de la plante (ex. : épinette noire) doit être indiqué ainsi que le nom en latin qui va préciser l'espèce botanique (par exemple, il existe « plusieurs » lavandes avec des vertus différentes).
- l'huile doit être certifiée d'origine sauvage ou de culture biologique.
- l'huile doit être « 100 % pure et naturelle » afin de s'assurer d'utiliser des huiles sans produit de synthèse et non « coupées » avec d'autres produits.

Épinette noire (*Picea Mariana*) et pin sylvestre (*Pinus Sylvestrus*) : recharger ses surrénales et son énergie de fond

L'épinette noire (*Picea Mariana*) et le pin sylvestre (*Pinus Sylvestrus*) sont deux huiles de prédilection pour « recharger les batteries ». Elles font partie de la famille des monoterpènes qui regroupent les huiles essentielles des pins et des sapins. Ces deux huiles « rechargent » les surrénales (petites glandes coiffant chacun de nos reins), considérées comme les glandes de l'énergie. Les surrénales sont particulièrement sollicitées en période de stress physique ou psychique, quand notre corps et notre esprit sont mis à rude épreuve.

Ces deux huiles essentielles permettent de retrouver une énergie de fond de qualité, ainsi que courage et clarté d'esprit. Qui n'a jamais apprécié l'effet dynamisant d'une promenade dans une forêt de pins ou de sapins quand toutes les senteurs sont présentes ?

L'épinette noire est l'une des huiles essentielles qu'on utilisera en cas de fatigue profonde, d'épuisement important. L'épinette noire fournit une huile essentielle douée de propriétés « hormonales ». Cette activité s'exerce sur l'axe hypophyso-cortico-surrénalien et l'axe hypophyso-ovarien. On considère que 3 gouttes d'huile essentielle d'épinette noire en friction sur les surrénales le matin remplacent avantageusement le petit café qui réveille. On pourra également mettre, le matin, une goutte sous chaque plante de pieds qu'on massera de manière tonique mais douce en veillant à stimuler en particulier le point chinois 1 du Rein (voir schéma page 176).

STIMULER LES SURRÉNALES AVEC LES HUILES ESSENTIELLES

Un classique de l'art ancien du Qi Gong consiste à stimuler l'énergie vitale du rein pour se dynamiser et se préparer à l'action. Si vous le souhaitez, vous pouvez « renforcer » l'exercice de respiration rénale présenté dans le chapitre précédent ainsi que l'exercice de stimulation des reins et des surrénales présenté dans le chapitre suivant en y associant les vertus de l'huile essentielle d'épinette noire. Pour cela, diluez quelques gouttes d'huile essentielle dans un peu d'huile végétale ou de crème et massez-vous la zone des surrénales avant de commencer l'exercice. Les propriétés cortisol-mimétiques de cette huile essentielle vous feront l'effet d'un petit expresso serré… mais sans les inconvénients !

Le pin sylvestre fait partie de la famille des monoterpènes, comme l'épinette noire. Son huile essentielle va également permettre de recharger des surrénales épuisées par trop de stress, de surmenage et permettre de retrouver une belle qualité d'énergie. On l'utilisera comme l'épinette noire.

RECHARGER SES BATTERIES

En énergétique chinoise, le point 1 du Rein situé sous la plante des pieds permet de se reconnecter avec l'énergie de la Terre, de ses racines et de ses ancêtres. Il permet d'évacuer les nuisances, les pollutions internes, la fatigue et de relancer l'énergie. Il s'agit d'un point intéressant à stimuler sous chaque pied le matin en cas de fatigue : pour cela, massez le point par petits mouvements circulaires dans le sens des aiguilles d'une montre pendant 15 à 30 secondes en ajoutant éventuellement une goutte d'essentielle d'épinette noire ou de pin sylvestre.

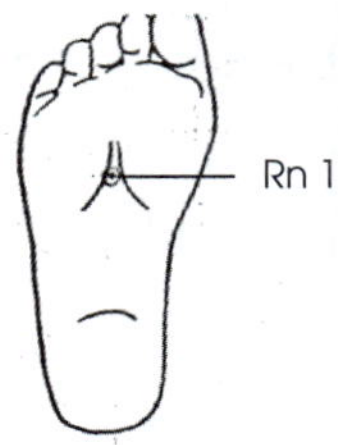

Citron zeste (*Citrus Limonum*) : retrouver peps et énergie

Parler d'huile essentielle de citron est un abus de langage car, en réalité, il s'agit d'une essence qui provient du pressage à froid de l'écorce du citron (zeste).

Les fragrances pétillantes, vives, acidulées de l'huile essentielle de citron zeste redynamisent l'organisme en y ajoutant joie et bonne humeur. C'est une huile pleine de gaieté ! Elle est particulièrement recommandée en cas de fatigue psychique car elle augmente les capacités de concentration et redonne le goût d'agir.

En cas de coup de blues, vous pouvez aussi essayer l'huile essentielle de pamplemousse (*Citrus paradisi*) ou de bergamote (*Citrus Bergamia*) qui, tout comme le citron, sont de la bonne humeur en bouteille. Elles permettent de retrouver entrain et énergie pour avancer.

Attention, les huiles essentielles de citron, de pamplemousse ou de bergamote – comme toutes les huiles de la famille des aldéhydes – sont photosensibilisantes. Il ne faut donc pas s'exposer au soleil après en avoir appliqué sur la peau.

Sarriette des montagnes (*Satureja Montana*) : retrouver l'énergie nécessaire pour agir

L'huile essentielle de sarriette est un stimulant général. Elle fortifie le système nerveux et dynamise le mental. Elle est intéressante en cas de grands coups de fatigue intellectuelle. Au-delà de redonner de l'énergie, elle va également rassurer et redonner la confiance qui manque parfois pour faire face et/ou passer à l'action.

Attention, l'huile essentielle de sarriette contient des phénols qui sont dermocaustiques et hépatotoxiques. Avant toute utilisation sur la peau, il est important de faire un test avec un tout petit peu d'huile afin de vérifier que vous la tolérez bien et d'en utiliser ensuite que très peu directement sur la peau. Elle ne doit également jamais être prise par voie orale sans avis d'un spécialiste de l'aromathérapie.

Menthe poivrée (*Mentha Piperita*) : dynamiser son esprit et son mental

L'huile essentielle de menthe poivrée est une huile « rafraîchissante », ce qui en fait une huile tonique et stimulante. Elle agit à un autre niveau que l'huile essentielle d'épinette noire. Ainsi, elle n'agira pas sur les surrénales mais permettra de retrouver énergie et dynamisme en apportant concentration et clarté d'esprit. Son effet est quasi immédiat.

Attention :

- l'aspect rafraîchissant de la menthe poivrée peut vite se transformer en effet glacial si on abuse d'elle. Par exemple, il ne faut en utiliser que très peu (1 goutte suffit) et uniquement sur une petite surface de la peau.
- l'huile essentielle de menthe poivrée contient des cétones (toxique du système nerveux). Elle ne doit donc jamais être prise par voie orale sans avis d'un spécialiste de l'aromathérapie.

Basilic (*Ocinum Basilicum CT Linalol*) : s'accorder une pause pour retrouver force et courage

L'huile essentielle de basilic est l'une des plus grandes huiles antispasmodiques. Elle est également très relaxante, et redonne donc confiance, force, audace et courage. Elle permet de sortir de l'inertie et de l'abattement pour passer à l'action.

Ravintsara (*Cinnamomum Camphora*) : profiter d'un soutien à toute épreuve

L'huile essentielle de ravintsara est l'une des meilleures huiles essentielles pour lutter contre les infections virales. C'est également un tonique du système nerveux. Elle a une action énergisante puissante mais non excitante : ainsi, elle ne va pas empêcher de dormir mais au contraire aider l'endormissement et favoriser un sommeil de qualité. Elle redonne le moral et le goût de vivre. C'est l'huile parfaite pour se remettre d'aplomb quand le corps et/ou le psychisme ont été mis à rude épreuve et sont épuisés.

PRÉCAUTIONS D'UTILISATION DES HUILES ESSENTIELLES

> Les huiles essentielles sont des principes actifs très puissants et donc très efficaces mais à utiliser avec précaution.
>
> • L'utilisation orale nécessite toujours préalablement le conseil d'un aromathérapeute sur le/les huile(s) essentielle(s) à utiliser et le bon mode d'administration. Par exemple, n'ajoutez pas d'huiles essentielles dans une boisson chaude : les huiles essentielles n'étant pas solubles dans l'eau, cela revient à les prendre

pures ! Certaines huiles sont neuro ou hépatotoxiques et doivent être utilisées avec beaucoup de précautions.

• Avant toute utilisation sur la peau d'une nouvelle huile essentielle, testez-la afin de vous assurer que vous la supportez bien. Déposez 1 goutte dans le pli du coude et attendez 15 minutes. Si une rougeur apparaît, évitez d'utiliser cette huile. Sinon, vous pouvez l'utiliser. Pour une utilisation sur une zone (par opposition à un point), diluez l'huile essentielle dans une huile végétale (les huiles d'amande douce, de jojoba, de sésame, de noyaux d'abricots sont par exemple de très bons supports).

• Certaines familles d'huiles essentielles sont photo-sensibilisantes. Il est donc recommandé d'éviter une exposition prolongée au soleil dans les deux heures suivant l'application.

• Ne mettez pas d'huiles essentielles sur les muqueuses, les yeux, les oreilles et les parties génitales ainsi que sur toutes zones sensibles ou irritées. Si vous le faites par accident, « rincez » avec de l'huile végétale afin de diluer et évacuer l'huile essentielle.

• Les huiles essentielles ne sont pas solubles dans l'eau. Aussi, elles doivent être dissoutes dans un solvant (gel douche, sel, etc.) avant d'être utilisées pour un bain par exemple.

• Lavez-vous toujours les mains au savon après avoir touché une huile essentielle.

• Mettez vos huiles essentielles hors de portée des enfants.

• Il est indispensable de demander conseil à un spécialiste pour une utilisation pendant la grossesse (seules certaines huiles sont sans risque pendant la grossesse), chez les enfants, lors du suivi d'un traitement médical et pour une prise par voie orale.

3 - RÉVEILLER SON ÉNERGIE AVEC LE YOGA

Le yoga est principalement connu comme un enchaînement de postures (les asanas). Si ces derniers sont indissociables du yoga, il serait injuste et erroné de limiter le yoga aux simples asanas.

À l'origine, le yoga était une philosophie à laquelle s'est ajouté un ensemble de pratiques – dont les asanas – permettant de réaliser son unité profonde. La philosophie du yoga a commencé à s'élaborer environ 500 ans avant J.-C. mais sa pratique est beaucoup plus ancienne et remonte entre 2 000 et 2 500 ans avant notre ère.

Le mot « yoga » vient d'une très ancienne racine sanskrite, « jug/yug », qui signifie relier, joindre, unir. La pratique du yoga a pour finalité de rechercher l'unité, le lien entre la conscience individuelle (Jivatma) et la conscience cosmique (Paramatma). Le yoga cherche aussi à retrouver cette unité au sein même de l'individu en recréant une harmonie entre corps, cœur et esprit.

Les asanas vont permettre d'unifier le corps et l'esprit. Ils étaient (et peuvent encore être) utilisés pour préparer une méditation profonde.

Même si certains enchaînements de postures peuvent être dynamiques et vont faire travailler le corps, le yoga n'est ni un sport, ni une gymnastique. Comme nous venons de le voir, il s'agit avant tout d'une philosophie de vie. La pratique du yoga permet de se mettre en contact avec son intériorité, de prendre conscience de ses freins (physiques mais aussi émotionnels ou mentaux) et de les dénouer pour plus d'harmonie et de liberté.

De même que le yoga ne se résume pas à un sport, les asanas ne se résument pas à de simples exercices physiques. Respiration et conscience sont indissociables de la pratique du yoga :

- La respiration (Pranayama) est au cœur du yoga. Elle se fait par le nez et doit rester ample, naturelle, et sans contrainte pendant toute la pratique. Il existe des exercices spécifiques pour travailler le Pranayama. La respiration agit à plusieurs niveaux :

    > elle a une action physiologique en permettant une bonne oxygénation du sang et ainsi de l'ensemble des organes de notre corps ;

    > elle a une action directe sur le système nerveux sympathique en permettant de rééquilibrer les deux parties de ce système (l'orthosympathique et le parasympathique) ;

    > elle a une action « énergétique » puisqu'elle va directement impacter la circulation des souffles dans le corps. Le « Prana » (« énergie vitale ») circule dans notre corps sous la forme de vents qui soufflent à travers différents canaux (les Nadi) ;

    > elle permet également de développer la concentration et la présence à l'instant présent.

- Par conscience, je fais référence à une forme d'attention au moment présent. La conscience dans la pratique est plus que de la simple concentration. Il s'agit d'un état de présence et d'unité avec le lieu où on se trouve, le corps avec lequel on pratique, les sensations que l'on éprouve et les émotions qui nous traversent.

La pratique du yoga permet de faire circuler et d'harmoniser l'énergie vitale afin de maintenir une bonne santé. En ayurvéda, on considère que la maladie est issue d'un blocage, d'une stagnation du Prana.

En résumé, la pratique du yoga permet ainsi de « booster » son énergie :

- **en supprimant les blocages énergétiques** dans le corps (exemples : mauvais alignement, tensions musculaires) et en faisant circuler cette énergie à nouveau. On pense parfois à tort que l'on manque d'énergie alors que cette énergie est bien présente dans le corps mais qu'elle ne circule tout simplement pas de manière optimale. La pratique du yoga permet de s'assurer de la fluidité de la circulation de l'énergie dans le corps.

- **en permettant une bonne oxygénation du corps** par la respiration et la pratique de certaines postures spécifiques (comme les postures arrière) qui permettent d'ouvrir la cage thoracique pour une respiration plus ample, plus libre et donc plus riche.

- **en favorisant le sommeil et la relaxation**, grands activateurs de notre médecin intérieur (le système parasympathique) qui va permettre régénération et recharge.

- **en luttant contre le stress**, grand consommateur d'énergie.

- **en évitant l'installation de contractures musculaires**, sources non seulement de douleurs mais aussi de consommation importante d'énergie. En étirant les muscles et en relâchant les tensions, on libère l'énergie qui peut à nouveau circuler librement.

- **en renouant et en faisant la paix avec soi-même**, l'une des principales sources de bien-être, de joie et d'envie !

L'un des grands avantages du yoga est qu'il est facile de le pratiquer chez soi. Il suffit d'un espace où dérouler son tapis de yoga et d'un peu de tranquillité. Une pratique quotidienne est idéale. Vous pouvez adapter la durée de votre pratique : cela peut être 5, 10, 15 minutes ou plus par jour. Une pratique matinale permettra de dérouiller le corps et de lancer l'énergie pour la journée. À l'inverse, une pratique le soir permettra de favoriser le sommeil et la relaxation : dans ce cas, choisissez des postures plus relaxantes, calmantes du système nerveux. La grande règle est de choisir des postures qui vous font du bien – le bien-être immédiat ressenti vous permettra d'inscrire plus facilement cette pratique dans votre quotidien.

À cette pratique quotidienne, vous pouvez bien évidemment associer des cours réguliers avec un professeur de yoga qui corrigera vos postures afin d'optimiser leurs effets et d'éviter de vous blesser. Il vous conseillera sur les meilleures postures pour vous (ainsi que vous déconseillera éventuellement certaines postures en fonction de votre état de santé). Je vous conseille fortement de prendre au moins une dizaine de cours avant de commencer votre pratique quotidienne.

Parmi les enchaînements de postures les plus célèbres figure la salutation au soleil, enchaînement reconnu pour réveiller le corps. Vous trouverez facilement des vidéos et des explications sur cet enchaînement.

Je vous propose ici un autre enchaînement également facilement réalisable le matin.

Asseyez-vous en tailleur ou en position du demi-lotus ou du lotus. N'hésitez pas à surélever votre bassin en vous asseyant sur un coussin ou une couverture, le bas de votre dos doit conserver une cambrure naturelle.

- Commencez par un exercice de Pranayama : Kapalabhati (voir pages 186-187)

- Asanas

  > Mettez-vous à quatre pattes : bras écartés largeur des épaules et genoux écartés largeur des hanches. Les cuisses et les bras doivent être verticaux.

  > Faites la posture du chat (voir pages 187-188), 5 fois.

  > Enchaînez sur une posture de l'enfant (voir pages 188-189) pendant 15 à 30 secondes.

  > Revenez à quatre pattes.

  > Faites la posture du chien tête en bas (voir plus bas). Restez 30 secondes à 1 minute dans cette posture en en profitant pour bouger légèrement le bassin, puis en pédalant lentement pour rapprocher un talon puis l'autre du sol.

  > Revenez dans la posture de l'enfant pendant 15 à 30 secondes.

  > Répétez cette séquence trois fois.

> Puis, à partir de la posture chien tête en bas, marchez vers vos mains et redressez le buste. Levez les bras vers le ciel. Étirez bien votre côté gauche en ancrant le pied gauche dans le sol et en étirant votre bras gauche vers le ciel. Faites la même chose de l'autre côté puis étirez les deux bras vers le ciel.

- Pour finir, remettez-vous en tailleur, demi-lotus ou lotus. Fermez les yeux et respirez tranquillement et en conscience pendant au minimum 30 secondes en profitant de l'énergie que vous venez d'activer en douceur dans votre corps.

- Enchaînez éventuellement sur un exercice de méditation de quelques minutes.

KAPALABHATI

L'exercice consiste à faire de petites expirations rapides et actives qui se succèdent « en rafale » (en utilisant le ventre comme un soufflet). Entre deux expirations, l'inspiration se fait passivement. Cette respiration est donc différente de la respiration habituelle où l'inspiration est active et l'expiration passive.

- Asseyez-vous en tailleur ou en position du demi-lotus ou du lotus. N'hésitez pas à surélever votre bassin en vous asseyant sur un coussin ou une couverture, le bas de votre dos doit conserver une cambrure naturelle

- Le thorax reste immobile pendant Kapalabhati et l'inspiration et l'expiration se font toujours par le nez.

- Respirez tranquillement plusieurs fois avant de commencer.

- Prenez ensuite une grande inspiration en faisant monter l'inspiration jusqu'au niveau du thorax.

• Commencez un cycle de petites expirations ventrales rapides (en utilisant votre ventre comme un soufflet) et d'inspirations passives entre deux expirations (laissez tout simplement votre ventre revenir en position neutre). Pour vous aider, vous pouvez imaginer que vous voulez expulser une poussière qui vous gêne dans le nez en expirant énergétiquement.

• À la fin du cycle, prenez une grande inspiration profonde suivie d'une grande expiration profonde.

• Observez et appréciez les bienfaits de l'exercice et notamment l'énergie que cette respiration procure.

Pratiquez 10 à 20 respirations en Kapalabhati au début. Avec l'expérience, un cycle peut devenir beaucoup plus long (100 expirations ou plus), on pourra aller jusqu'à 1 minute 30. Le ventre est relâché à l'inspiration et il rentre à l'expiration.

Attention : cette respiration est déconseillée en cas de grossesse, spasmophilie, opération abdominale récente, hypertension artérielle ou cardiopathies non stabilisées ou médiquées.

LA POSTURE DU CHAT, MARJARÂSANA

• Placez-vous à quatre pattes, sur une surface ne risquant pas de blesser vos genoux.

• Écartez les genoux de la largeur du bassin et les bras de la largeur des épaules.

• Les cuisses et les bras sont verticaux (vérifiez dans un miroir).

• Veillez à garder les épaules relâchées le plus possible.

• Votre dos et votre nuque sont allongés et votre regard est dirigé vers le sol.

• Étape 1 : En expirant lentement, faites le gros dos (comme un chat) en basculant le bassin, en amenant le nombril vers la colonne vertébrale et en poussant sur les bras. La tête suit le mouvement, menton au sternum.

• Étape 2 : Après avoir expiré à fond, inspirez doucement en creusant le dos, en laissant le ventre descendre vers le sol et en reculant les épaules vers l'arrière. Le dos se creuse des dorsales aux lombaires. La tête suit le mouvement mais les cervicales ne forcent jamais la cambrure.

• Alternez paisiblement les étapes 1 et 2 durant 1 à 5 minutes.

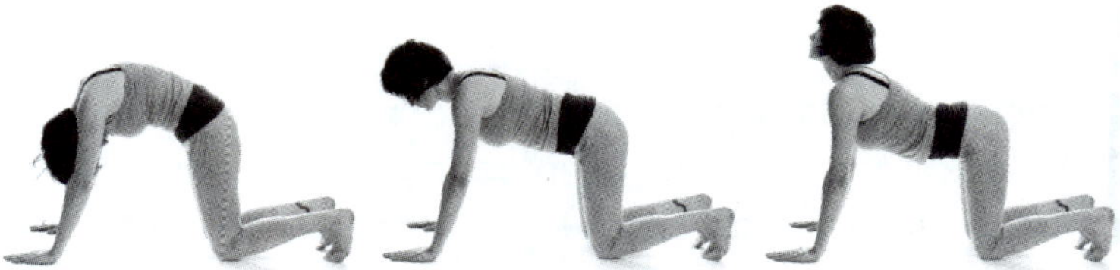

Posture du chat

LA POSTURE DE L'ENFANT, BALASANA

Vos fesses reposent sur vos talons avec vos genoux écartés largeur du bassin, voire plus large si cela est confortable et vos gros orteils qui se touchent. En expirant, baissez le torse entre les cuisses. Vos bras peuvent reposer tranquillement le long de votre corps avec les paumes vers le haut ou être tendus vers l'avant. Votre front est au sol si possible.

Respirez tranquillement (respiration ventrale ample) dans cette posture de détente.

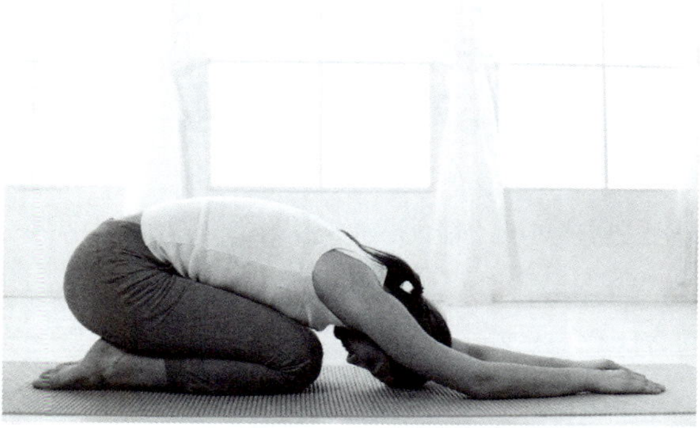

Posture de l'enfant

LA POSTURE DU CHIEN TÊTE EN BAS, ADHO-MUKHA-SVANÂSANA

- Mettez-vous en position à quatre pattes : genoux écartés largeur des hanches, bras écartés largeur des épaules. Les doigts sont vers l'avant et écartés, les plis des poignets parallèles à l'avant du tapis.

- Reculez légèrement vos genoux, repliez vos orteils sur le sol.

- Inspirez puis expirez en relevant les hanches pour que votre corps fasse un V inversé. Pensez à bien appuyer vos mains sur le sol. Vos talons peuvent rester levés et si besoin vous pouvez légèrement fléchir les genoux : l'important est d'étirer le dos de la nuque au coccyx plus que d'étirer les ischio-jambiers.

- Repoussez le sol avec vos mains pour bien étirer vos bras et votre torse. En même temps, étirez vos jambes vers l'arrière, en appuyant bien vos pieds au sol.

- Vos mains restent écartées largeur de vos épaules et vos pieds largeur de vos hanches. Vos doigts restent bien écartés et vos mains vers l'avant. Les pieds restent bien parallèles.

• Relâchez bien la tête dans la posture et gardez une respiration tranquille et confortable.

• Si possible, vérifiez dans un miroir que votre corps fait bien un V inversé.

• Gardez la posture quelques respirations.

Attention :

• Ne réalisez pas cette posture sur un sol ou une surface glissant(e) mais sur un tapis antidérapant (type tapis de yoga) ;

• prenez le temps de bien vous positionner. Ne bougez pas vos mains ou vos pieds quand vous êtes dans la posture du chien tête en bas.

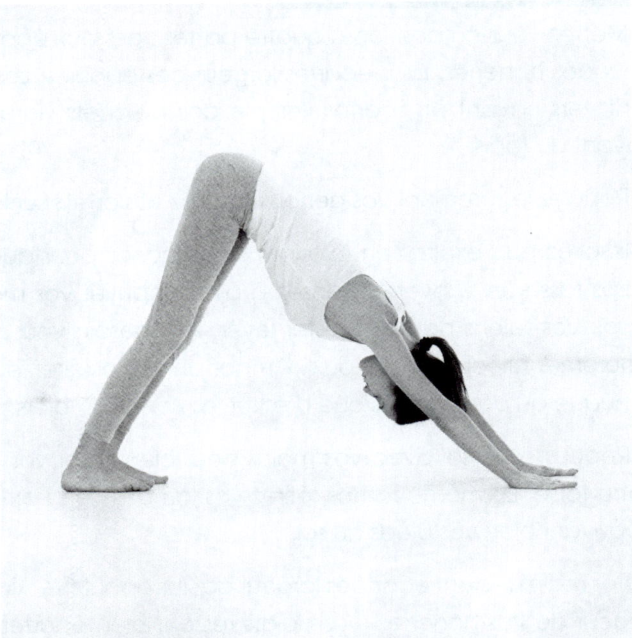

Posture du chien tête en bas

4 - FAIRE CIRCULER L'ÉNERGIE AVEC LE QI GONG

Comme le dit très bien le Dr Yves Réquéna dans son ouvrage *Le Guide du bien-être selon la médecine chinoise*[74], « le Qi Gong est à la civilisation chinoise ce que le yoga est à la civilisation indienne. Ces deux disciplines sont comparables par leur finalité : l'épanouissement, la santé et le développement des potentiels humains endormis. »

Le Qi Gong est intégré dans l'hygiène de vie des Chinois depuis plus de 3 000 ans. Cette pratique physique consiste en une série d'exercices doux qui ont pour objectifs d'équilibrer la circulation de l'énergie dans le corps.

Le Qi Gong a également une dimension spirituelle : la médecine chinoise considère que l'homme est le lien entre le Ciel et la Terre. La pratique du Qi Gong va lui permettre de capter l'énergie de la Terre (énergie Yin) ainsi que celle du Ciel (énergie Yang) afin de conserver le plus juste équilibre en lui entre les énergies Yin et les énergies Yang.

Vous pouvez pratiquer en groupe mais aussi très rapidement intégrer des exercices dans votre quotidien.

Si vous le pouvez, pratiquez à l'extérieur, dans la nature, cela décuplera les bienfaits de votre pratique.

Certains exercices sont particulièrement indiqués en cas de baisse d'énergie.

---

74. Éditions Guy Trédaniel, 2014.

A - STIMULATION DES REINS ET DES SURRÉNALES

En médecine traditionnelle chinoise, les reins sont le siège de l'énergie ancestrale. Il s'agit donc d'une zone particulièrement précieuse.

D'un point de vue physiologique, chacun de nos deux reins est « coiffé » par une glande, la glande surrénale, véritable glande de l'énergie. Ce sont les surrénales qui sécrètent notamment les hormones du stress (adrénaline, noradrénaline et cortisol). Nos vies modernes sollicitent particulièrement les surrénales.

L'exercice suivant permet de stimuler l'énergie des glandes surrénales, il peut être fait à tout moment de la journée en cas de fatigue.

EXERCICE DE QI GONG

- Placez-vous debout les jambes écartées de la largeur du bassin avec les pieds bien à plat sur le sol et les genoux très légèrement fléchis.
- Respirez calmement et en conscience. Ne bloquez pas la respiration pendant la durée de l'exercice et continuez à respirer tranquillement.
- Massez avec vos poings fermés la région rénale en cercle (environ 30 fois dans un sens et 30 fois dans l'autre).
- Penchez-vous légèrement en avant et tapotez doucement la zone de vos surrénales (situées au-dessus des lombaires, juste en dessous des côtes) avec vos poings en gardant les poignets souples (environ 50 fois).
- Terminez en frottant énergétiquement cette zone avec le plat de vos mains comme pour diffuser l'énergie. Laissez vos mains reposer sur cette zone quelques secondes pour bien conserver la chaleur et lui laisser le temps de pénétrer.

B - LE RÉVEIL ÉNERGÉTIQUE

Cet exercice est un mix de Do In (technique d'automassage issue de la médecine traditionnelle japonaise, proche de la médecine traditionnelle chinoise) et de Qi Gong (gymnastique traditionnelle chinoise jouant un rôle important pour la préservation de la santé selon la médecine traditionnelle chinoise).

EXERCICE DE RÉVEIL ÉNERGÉTIQUE

L'exercice se pratique le matin, idéalement avant votre petit-déjeuner. L'ensemble de l'exercice doit être fait en conscience et avec une respiration tranquille, en étant pleinement et uniquement à ce que vous faites.

- Placez-vous debout les jambes écartées de la largeur du bassin. Vos pieds sont parallèles et bien à plat sur le sol. Votre bassin est en légère rétroversion. Vos genoux sont déverrouillés (c'est-à-dire très légèrement fléchis). Vos yeux sont ouverts.

- Frictionnez vos mains l'une contre l'autre, paume contre paume afin d'amener de la chaleur dans vos mains.

- Commencez par une phase de « dépoussiérage » pour enlever la fatigue du matin. Passez vos mains sur votre corps du haut vers le bas, en grands mouvements, comme si vous vous dépoussiériez.

    - Commencez par passer 3 fois votre main droite sur votre bras gauche de l'épaule vers le sol, à l'arrière du bras puis à l'avant du bras. Faites la même chose de l'autre côté.

    - Puis, passez vos deux mains sur l'avant de votre corps, de la poitrine vers le ventre. Toujours 3 fois.

- Puis faites la même chose sur vos flancs, à l'arrière de votre dos, en commençant un peu plus haut que les lombaires et en terminant sur les fessiers. Toujours 3 fois sur chaque zone.

- Puis passez aux jambes en commençant par l'avant des cuisses, puis l'arrière des cuisses, les tibias puis les mollets. Toujours 3 fois sur chaque zone.

- Puis faites la même chose sur votre visage puis sur votre crâne en passant vos mains dans vos cheveux et votre nuque.

- Recommencez trois fois l'ensemble du corps en faisant à chaque fois un passage un peu plus énergique que le précédent.

• Après le dépoussiérage, on passe à une phase de frictions. Frottez à nouveau vos mains l'une contre l'autre.

- Commencez par frictionner votre bras droit avec votre main gauche comme si vous vouliez vous réchauffer. Commencez par l'avant du bras droit, descendez en frictionnant de l'épaule à la main et remontez tout en frictionnant à l'arrière du bras jusqu'à l'épaule. Faites la même chose de l'autre côté.

- Frictionnez la zone des lombaires, de chaque côté de la colonne puis celle des fessiers.

- Descendez à l'arrière des deux cuisses jusqu'aux pieds et remontez l'avant des jambes.

- Faites des cercles sur votre ventre dans les sens des aiguilles d'une montre.

- Terminez par une friction de l'ensemble de votre cuir chevelu avec l'extrémité de vos doigts.

- Répétez idéalement 3 fois.

• La dernière phase de l'exercice consiste en des tapotements légers faits avec les poings ou les mains en forme de cuillère (mains en creux comme si on devait garder de l'eau dans chaque main, avec les pouces bien collés aux autres doigts). Les poignets sont souples.

- Commencez par tapoter votre trapèze gauche avec votre poing droit. Descendez à l'extérieur de votre bras gauche jusqu'à la main et remontez par le creux de la main et l'intérieur du bras jusqu'au trapèze. Faites la même chose de l'autre côté.

- Tapotez la zone de vos reins puis descendez sur les fessiers. Tapotez les hanches, la face externe des jambes jusqu'aux chevilles et remontez par la face interne des jambes.

- Avec le bout de vos doigts, tapotez la zone de vos poumons comme un gorille mais doucement puis l'ensemble de votre visage et enfin votre cuir chevelu.

- Répétez idéalement 3 fois.

• Terminez en étirant vos bras vers le ciel et en prenant une grande inspiration. Relâchez ensuite l'ensemble du corps vers l'avant sur l'expiration.

Conclusion

La caféine est un stimulant consommé par des milliers de personnes chaque jour. Puisque cette substance est légale, on a tendance à penser qu'elle ne présente aucun risque. Ainsi, sa consommation augmente et frôle l'excès, notamment avec l'explosion des sodas caféinés et des boissons énergisantes.

Des études et certaines autorités légales en matière de santé mettent aujourd'hui en avant les risques associés à une consommation excessive de caféine et recommandent d'en limiter sa consommation pour certaines populations.

J'encourage chacun à s'interroger sur les vraies raisons de sa consommation de caféine. S'agit-il d'une consommation occasionnelle associée à un moment de plaisir et de convivialité ou « le fix » de caféine est-il devenu indispensable chaque jour ?

Dans le premier cas, cette consommation est acceptable. Dans le second, la caféine est consommée comme une drogue et il est important de prendre les actions nécessaires pour sortir du « cercle vicieux de la caféine » afin de retrouver une belle énergie de fond grâce à une hygiène de vie favorisant la vitalité et le recours à des techniques naturelles.

Bibliographie

1 - OUVRAGES

Andrianne Philippe, *La Gemmothérapie,* Éditions Amyris, 2002

Balch Phyllis A., *Les Compléments alimentaires,* Éditions La Plage, 2015

Balzac Honoré de, *Traité des excitants modernes,* Éditions Actes Sud, 2013

Baudoux Dominique, *L'Aromathérapie,* Éditions Amyris, 2008

Bittelston Jennie, *Découverte et initiation Yoga,* Éditions Taschen, 2003

Brun Christian *Le Grand livre de la naturopathie*, Éditions Eyrolles, 2013

Brun Christian, *Le Grand livre du bien-être au naturel,* Éditions Eyrolles, 2012

Brunner Anne, Pacquerea Cam-Tu, *Algues, saveurs marines à cuisiner,* Éditions La Plage 2014

Campagnac-Morette Christine, *Prévenir et guérir par le Yoga,* Éditions du Dauphin, 2005

Couwenbergh Jean-Pierre, *La Luminothérapie,* Éditions Eyrolles, 2014

Cupillard Valérie, *Graines germées,* Éditions La Plage, 2005

Cusin Jacques Pascal, *10 bonnes raisons de consommer bio,* Éditions Jouvence, 2009

Dougoud Chavanne Carole, *Algues, légumes de la mer,* Éditions La Plage, 2009

Dr Barbeau Raymond, *La Cause du cancer,* Clinique Barbeau, 1971

Dr Clement, Brian R., *Énergie vitale, une longue vie en bonne santé,* Édition Marcel Broquet, 2009

Dr Gingras Denis, Dr Béliveau Richard, *Les Aliments contre le cancer,* Éditions du Trécarré, 2005

Dr Requena Yves, Borrel Marie, *Le Guide du bien-être selon la médecine chinoise,* Éditions Guy Trédaniel, 2014

Dr Rosenthal Norman E., Pons Gérard, *Soif de lumière, la luminothérapie : une solution à la dépression saisonnière,* Éditions Jouvence, 2006

Dr Senninger Franck, *Les Aliments qui entretiennent votre santé,* Éditions Marabout, 2011

Dr Senninger Franck, *Les Incroyables vertus du café,* Éditions Jouvence, 2011

Dr Valnet Jean, *La Phytothérapie, se soigner par les plantes,* Éditions Vigot, 2001

Dr Vidalo Jean-Louis, *Spiruline, l'algue bleue de santé et de prévention,* Éditions du Dauphin, 2015

Gérault Guillaume, Mary Ronald, *Le Guide de l'aromathérapie,* Éditions Albin Michel, 2009

Hampikian Sylvie, Geers Amandine, Degorge Olivier, *Les Algues, nos alliées santé et beauté,* Éditions Terre Vivante, 2013

Kieffer Daniel, *Comment se régénérer pour bien vieillir,* Éditions Sully, 2008

Kieffer Daniel, *Encyclopédie de revitalisation naturelle,* Éditions Sully, 2007

Kieffer Daniel, *Les Associations alimentaires,* Éditions Jouvence, 2009

Moro Buronzo Alessandra, *Les Produits de la ruche,* Éditions Jouvence, 2009

Moro Buronzo Alessandra, *L'Index glycémique,* Éditions Jouvence, 2010

Moro Buronzo Alessandra, *Oméga-3 et Oméga-6. Des acides gras essentiels,* Éditions Jouvence, 2009

Ober Clinton, Sinatra Stephen T., Zucker Martin, *Connectez-vous à la Terre,* Éditions Véga, 2013

Pierre Michel, Lys Michel, *Secrets des plantes,* Éditions Artémis, 2006

Servan-Schreiber David, *Guérir le stress, l'anxiété et la dépression,* Éditions Robert Laffont, 2003

Sommerard Jean-Charles, *Je booste mon énergie avec les huiles essentielles,* Éditions Solar, 2016

Souccar Thierry, Houlbert Angélique, *La Meilleure façon de manger,* Éditions Thierry Souccar, 2015

Tortora J., Derrickson B., *Manuel d'anatomie et de physiologie humaines,* Éditions De Boeck, 2009

Zaplana Carlo, *Faites vos jus,* Éditions Ullmann, 2016

2 - REVUES ET ARTICLES

Institut Européen des Substances Végétales, « Le ginseng », 2012

Institut Européen des Substances Végétales, « L'éleuthérocoque », 2012

Astier Jean-François, « Rodhiola rosea, pour le tonus, le moral et la libido... », *Plantes & Santé*, 2010

60 Millions de consommateurs, n° 473, juillet-août 2012

Lerch Arnaud, « Vaincre la fatigue », *Plantes & Santé*, janvier 2014

3 - SITES INTERNET

www.mangerbouger.fr

www.laboratoiresquinton.com

www.jumvoilac.com

http://sante-medecine.commentcamarche.net/contents/2233-guarana-vertus

Remerciements

J'adresse toute ma gratitude...

- à mes parents et mon frère pour leur amour et leur soutien ;
- à Delphine pour sa présence ;
- à Daniel Kieffer ainsi qu'à tous mes professeurs, en particulier à Christian Brun, Marie-Josèphe Dreyer, Hélène Gazzera, Catherine Jamet, Xavier Mauroy pour leur enseignement généreux et authentique ;
- à mon amie et professeure de yoga, Anne Vandewalle, pour sa relecture attentive et bienveillante ;
- à Séverine Fradin pour le partage de ses connaissances en Qi Gong et son amitié ;
- à toutes les « Lumineuses »..., elles se reconnaîtront ;
- aux éditions Grancher pour leur confiance ;
- enfin, et surtout, à Pierre qui m'accompagne sur le chemin de la vie... quoiqu'il arrive.

Pour en savoir plus sur l'auteur :
www.charlotteraut.fr

Table des matières

CHAPITRE IV

Achevé d'imprimer en France par SEPEC
N° d'impression : 11565161103
Dépôt légal : novembre 2016